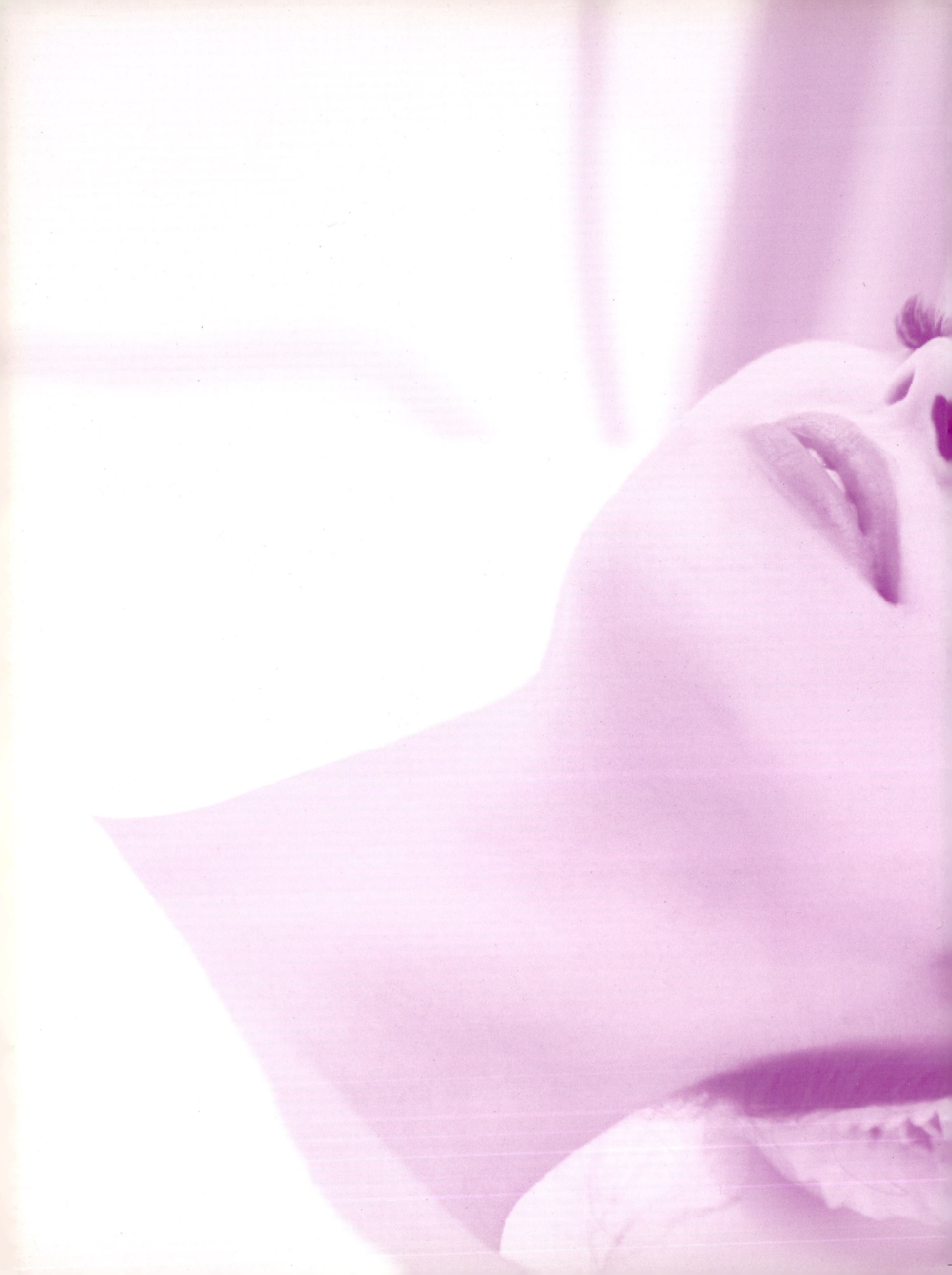

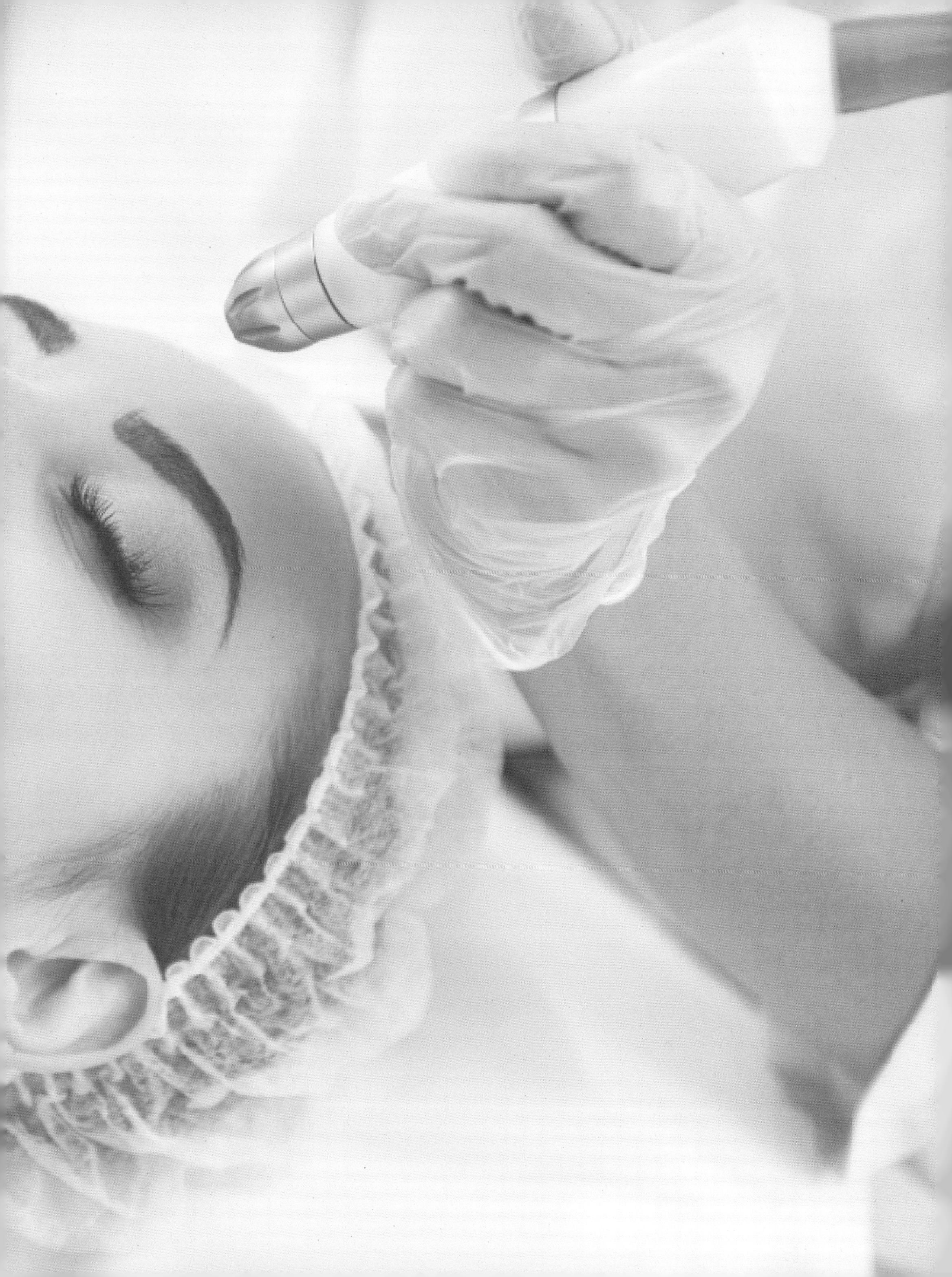

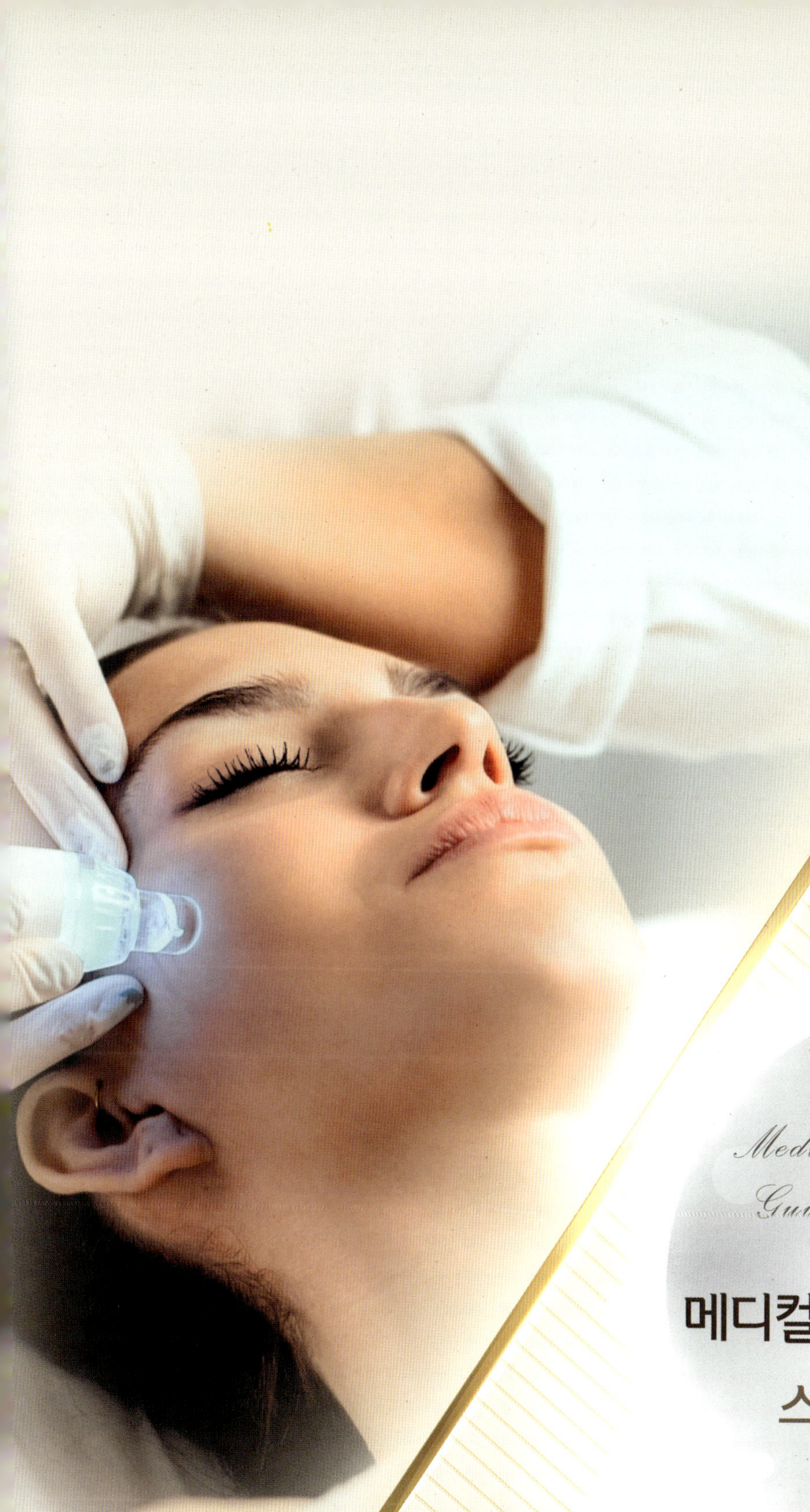

Medical Skincare Study
Guide Book for Clinic

메디컬 스킨케어 임상 실습
스터디 가이드 북

메디시언

머리말

현대사회는 외모지상주의와 더불어 의학의 발달과 생활 수준의 향상으로 'Well-Being'을 뛰어넘은 'Well-Balanced Life'의 추구로 표현되고 있다. 'Well-Balanced Life'는 삶의 질을 향상시키는 것은 물론이고 인간의 신체, 정신, 그리고 인간을 둘러싸고 있는 환경까지 그 범위를 확장하는 웰니스로 설명할 수 있다.

또한 급속한 인구 고령화 현상, 초고령화 사회 현상에 따른 노년 인구의 사회 활동 증가는 젊고 건강한 외모를 추구하는 소비자들의 니즈를 증가시켰다. 이러한 니즈의 증가와 현대사회의 웰니스의 부상은 메디컬 스킨케어 분야의 폭발적인 증가를 가져왔다.

메디컬 스킨케어는 메디컬 필링 테라피, 안티에이징, 탈모관리, 메디컬 토탈 뷰티 케어 등의 다양한 메디컬 서비스와 에스테틱이 융합된 형태로 피부과 및 성형외과, 일반 병의원에서 메디컬 토탈 뷰티 산업으로 점차 발전, 확장되고 있다. 이에 따라 메디컬과 에스테틱이 융합한 형태의 실무 현장에서 이루어지고 있는 다양한 메디컬 프로그램에 대한 체계적인 교육이 필요하다.

본 교재는 다양한 형태의 메디컬 분야의 실무 현장에서 이루어지는 실습의 체계적인 교육을 위한 교재로 기초 피부이론의 이해를 바탕으로 문제성 피부의 종류를 파악하고 특징 및 원인을 학습하고 적합한 치료 방법의 이해 및 트리트먼트 과정 및 절차를 학습할 수 있도록 구성 하였다.
본 교재가 메디컬 스킨케어 실습시간에 학습효과를 높일 수 있는 자료로 활용되었으면 하는 바람이다.

끝으로 출간에 많은 도움을 주신 메디시언 선생님들과 임직원 여러분의 노고에 감사를 드린다.

계묘년 입추에

저자 대표

차례

Contents

Chapter 4 색소침착 피부 및 메디컬 스킨케어

Chapter 5 여드름 피부 및 메디컬 스킨케어

Chapter 6 노화 피부 및 메디컬 스킨케어

Chapter 7 필링(Peeling)

차례

Chapter 8 레이저 치료

Chapter 9 메디컬 스킨케어 실습

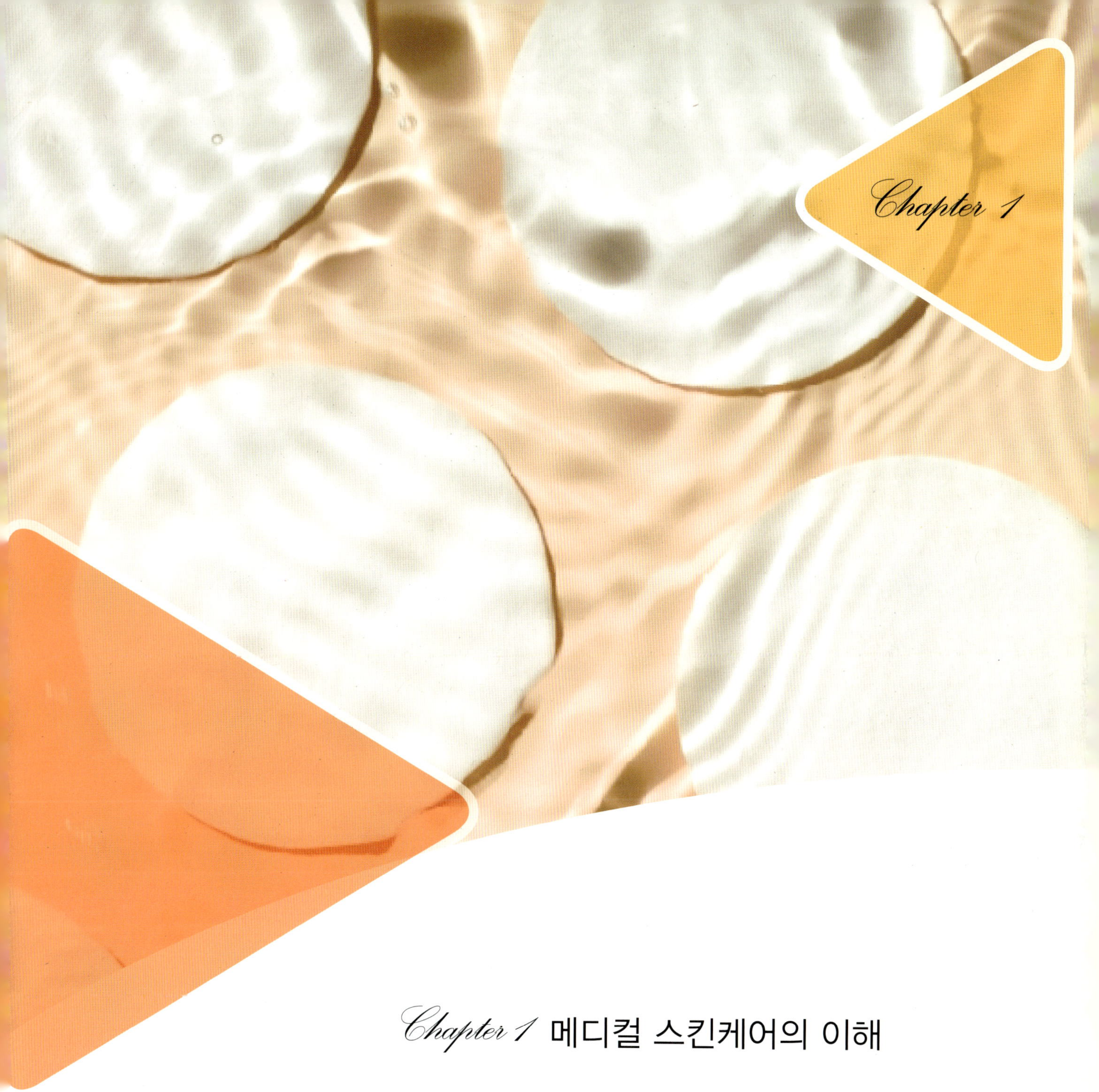

Chapter 1 메디컬 스킨케어의 이해

1. 메디컬 스킨케어의 이해 학습정리
2. 메디컬 스킨케어의 이해 학습평가
3. 학습정리 Point!

Chapter 1

메디컬 스킨케어의 이해

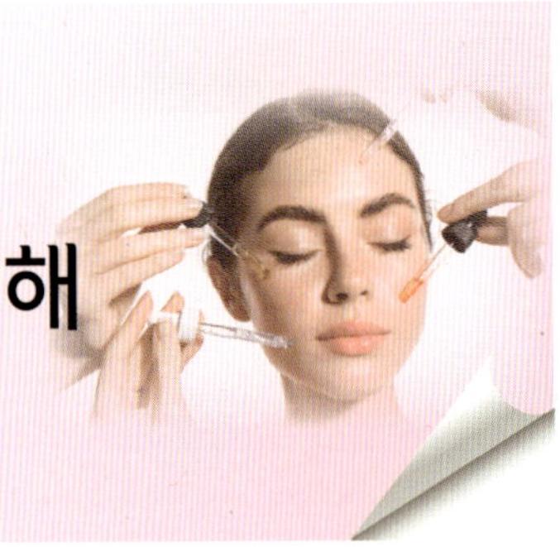

1. 메디컬 스킨케어의 이해 학습정리

1. 메디컬 스킨케어의 정의

메디컬 스킨케어(Medical skin care)는 피부과, 성형외과, 병의원 등에서 피부개선, 문제성 피부의 개선 및 치료, 노화예방을 목적으로 하는 피부 관리로 의료인의 의학적 치료와 함께 의료기기, 전문 화장품을 이용한 전문적인 피부 관리를 의미한다.

2. 메디컬 스킨케어의 목적

① 문제성 피부의 치료 및 관리
② 피부 치료 후의 피부 관리
③ 피부질환의 예방관리
④ 노화의 예방관리

3. 메디컬 스킨케어의 업무

(1) 의사

① 피부질환 및 환자의 질환 치료
② 수술 등의 의료 시술

③ 시술 : 레이저 시술, 주사요법, 의료기기 관리

④ 약물 처방

(2) 간호사

① 치료, 수술 및 시술의 보조 역할

② 수술, 시술 도구의 위생 관리 및 셋팅

③ 수술 및 시술의 전후 관리 설명 및 조언

(3) 상담실장

① 스킨케어 상담

② 시술 상담

③ 비용 상담

(4) 피부미용사

① 피부 측정

② 메디컬 스킨케어

③ 피부관리 조언 및 홈케어 조언

(5) 코디네이터

① 스케쥴 예약 및 조정

② 병원 안내

③ 고객 CS

2. 메디컬 스킨케어의 이해 학습평가

1. 메디컬 스킨케어의 정의

2. 메디컬 스킨케어의 목적

3. 메디컬 스킨케어의 업무

3. 학습정리 Point!

1. 메디컬 스킨케어의 정의

2. 메디컬 스킨케어의 목적

3. 메디컬 스킨케어의 업무

Memo

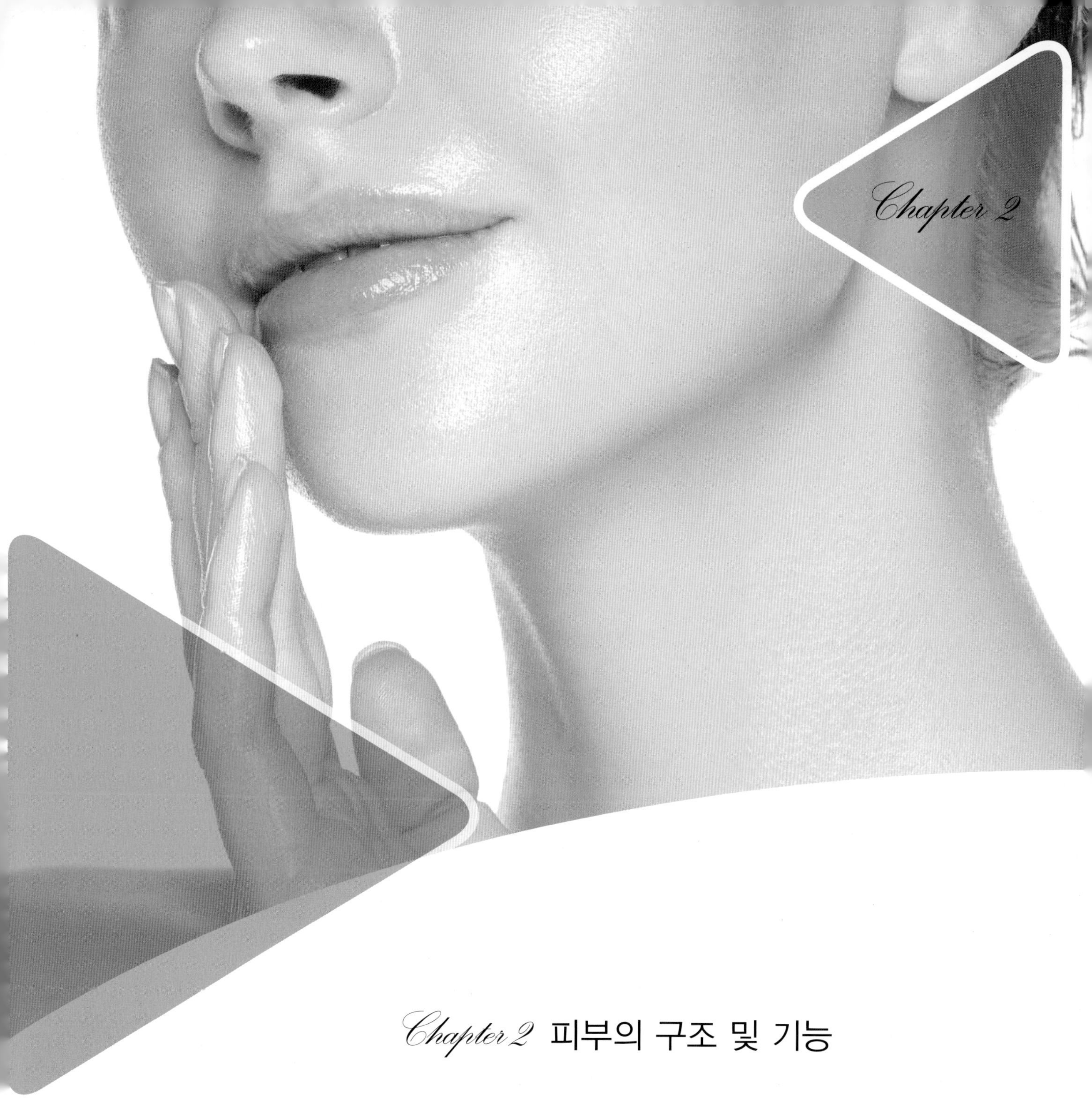

Chapter 2 피부의 구조 및 기능

1. 피부의 구조 및 기능 학습정리
2. 피부의 구조 및 기능 학습평가
3. 학습정리 Point!

Chapter 2

피부의 구조 및 기능

1. 피부의 구조 및 기능 학습정리

1. 피부의 구조

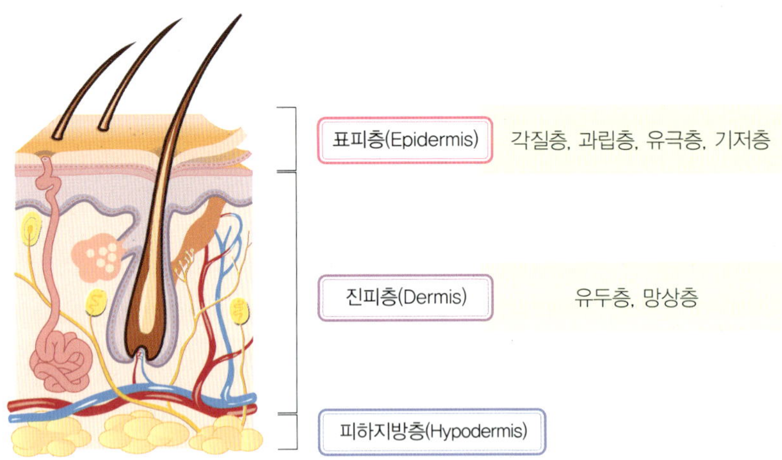

(1) 표피층

피부의 가장 바깥에서 보호, 방어 기능을 수행, 28일을 주기로 각화과정을 가짐

① 각질층

- 피부의 가장 바깥쪽에 위치, 20~25개의 얇은 층으로 구성, 비닐과 같은 얇은 조각 상태
- 피부보호

- 케라틴(단백질)이 주성분
- 핵이 없는 죽은 세포(무핵세포)

② 투명층

- 각질층의 바로 밑에 2~3개 층의 상피세포로 존재
- 밝게 빛나는 투명한 세포
- 반유동성 단백질인 엘라이딘(Elaidin)이 존재
- 손, 발바닥에 존재

③ 과립층

- 2~5개의 층을 이룬 다이아몬드 모양 세포로 구성
- 내부의 수분증발 방지, 외부의 물질 침투를 막아주는 역할, Barrier Zone(수분저지막)
- 케라토히알린 과립이 존재

④ 유극층

- 표피층의 대부분을 차지하는 가장 두꺼운 층
- 유핵세포로 구성
- 세포분열이 일어남
- 면역을 담당하는 랑게르한스 세포 존재

⑤ 기저층

- 단일세포층으로 구성
- 유핵세포로 구성
- 세포분열이 가장 활발하게 일어남(재생작용)
- 모세혈관을 통해 산소, 영양분을 공급받아 새로운 세포 생성, 분열에 중요한 역할을 함

※ 표피층 구성세포

- 각질형성세포
- 멜라닌형성세포
- 머켈세포
- 랑게르한스세포

※ 각질층의 구성 성분

- 케라틴 단백질 : 약 58%
- 세포간지질 : 약 11%
- 천연보습인자(Natural Moisturizing Factor) : 약 32%

(2) 진피층

① **유두층** : 유두가 물결모양을 이루고 있는 부위, 모세혈관, 신경, 림프관 등이 분포, 10~20% 구성

② **망상층** : 교원섬유와 탄력섬유가 그물망 구조를 가짐, 피부를 지지해주고 탄력을 유지, 피부의 부속기관 분포, 진피의 대부분을 구성

※ 진피층의 구성물질

① 콜라겐(교원섬유)

- 진피의 85~90%를 차지하는 피부 결합조직의 중요성분
- 인체의 장기 등을 지탱
- 치아, 뼈, 인대, 혈관 등의 구성 성분

② 엘라스틴(탄력섬유)

- 섬유단백질로 구성
- 진피성분의 2~3% 차지
- 피부탄력에 중요한 역할
- 콜라겐에 비해 가늘고 긴 섬유로 구성

③ 기질

- 진피 내의 진피와 결합섬유 사이를 채우고 있는 물질
- 진피 중량의 0.1~0.2% 히알루론산, 황산으로 구성
- 뮤코다당류
- 수분 친화력 우수

(3) 피하지방층

① 물리적 방어 기능

② 체온조절 기능

③ 저장기능

2. 피부의 기능

1. 보호작용
2. 흡수작용
3. 분비(배설)작용
4. 호흡작용
5. 감각기능작용
6. 체온조절작용
7. 생성작용(Vitamin D)
8. 저장작용
9. 재생 및 면역작용

2. 피부의 구조 및 기능 학습평가

1. 피부의 구조

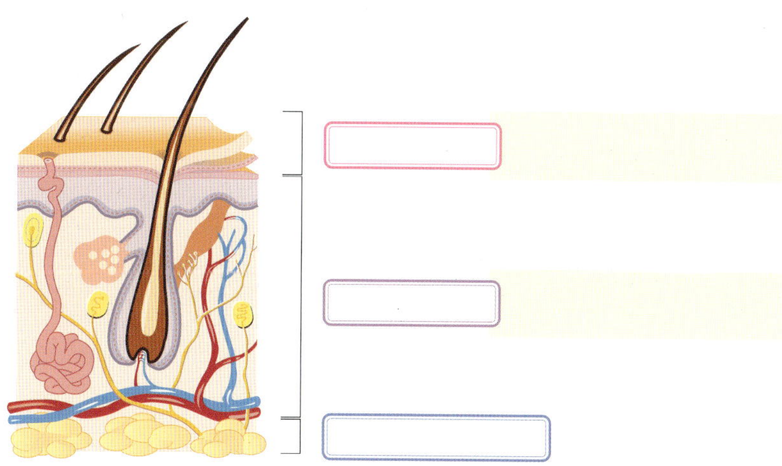

(1) 표피층

피부의 가장 바깥에서 보호, 방어 기능을 수행, 28일을 주기로 각화과정을 가짐

① 각질층

② 투명층

③ 과립층

④ 유극층

⑤ 기저층

※ 표피층 구성세포

※ 각질층의 구성 성분

(2) 진피층

※ 진피층 구성물질

(3) 피하지방층

2. 피부의 기능

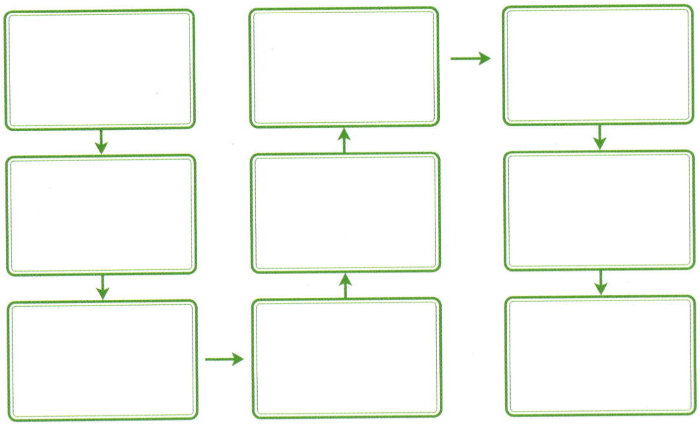

3. 학습정리 Point!

1. 피부의 기능 9가지는?

2. 표피층을 분류하세요.

3. 표피층을 구성하는 구성세포는?

4. 진피층을 분류하세요.

5. 진피층의 구성물질 3가지는?

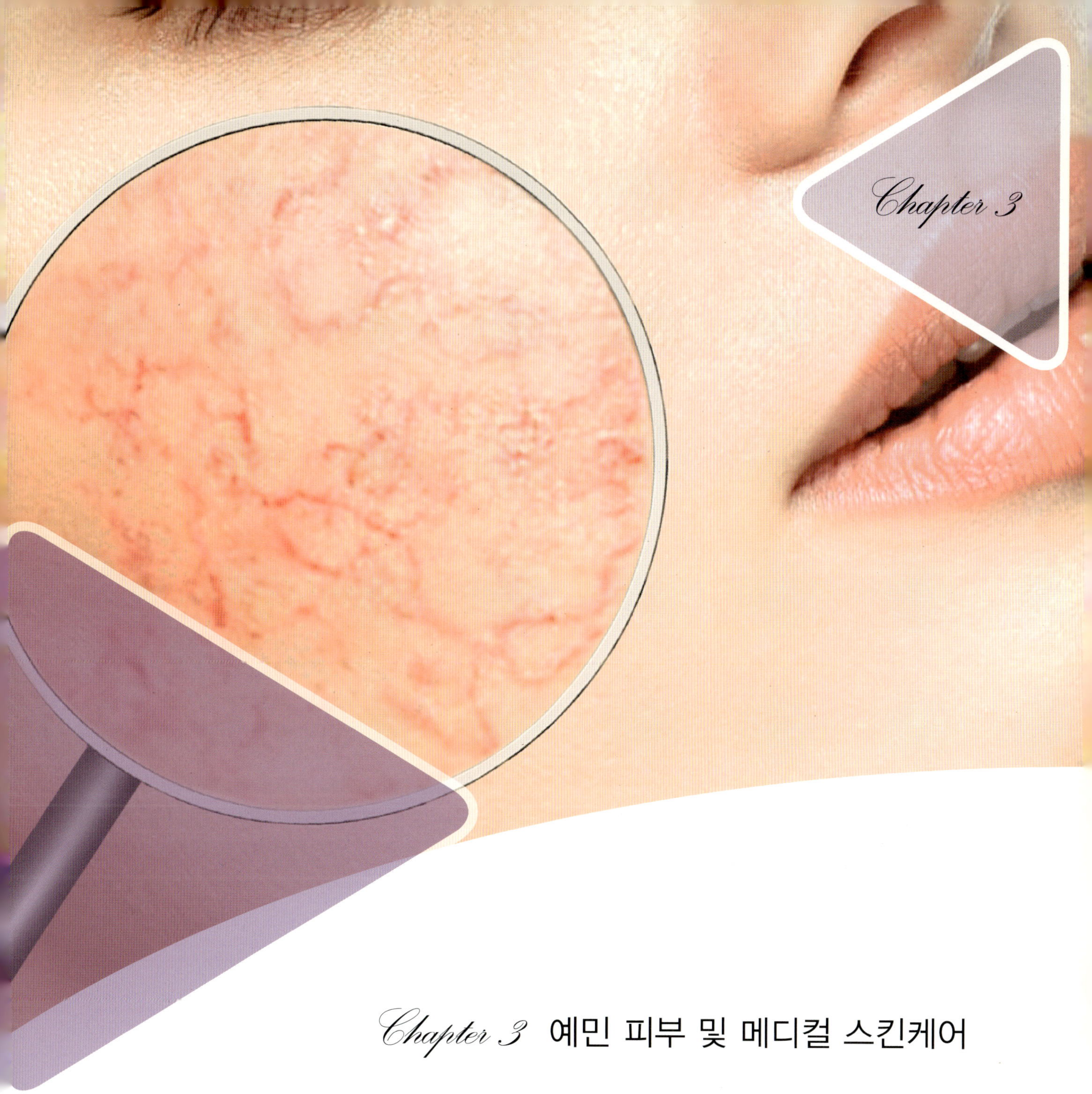

Chapter 3 예민 피부 및 메디컬 스킨케어

1. 예민 피부 학습정리
2. 예민 피부 학습평가
3. 학습정리 Point!

Chapter 3

예민 피부 및 메디컬 스킨케어

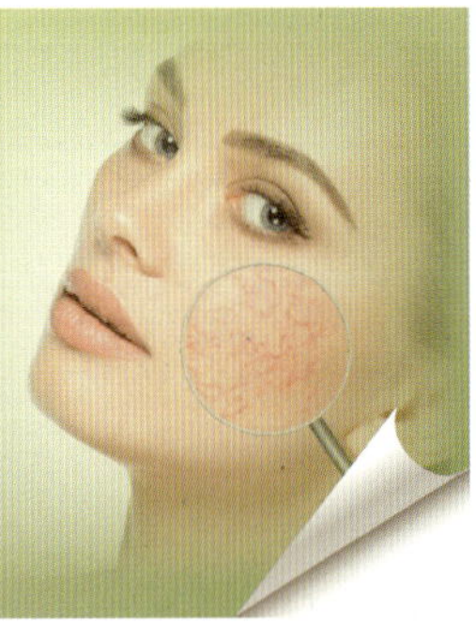

1. 예민 피부 학습정리

1. 예민 피부의 정의

① 정상인에 비하여 피부가 예민하게 반응하여 피부 자극 반응이 흔히 유발되는 피부

② 모든 피부에서 나타날 수 있음

2. 예민 피부의 증상 및 원인

(1) 예민 피부의 증상

① 특정 물질, 환경에 노출 시 피부가 붉어짐

② 따가움

③ 가려움

④ 부종

⑤ 각질 형성

(2) 예민 피부의 원인

① 유전적 요인

- 선천적으로 피부가 과도하게 민감한 상태(피부가 얇고 피지선 발달 저하)

• 알레르기성 체질
• 아토피 증세

② 후천적 요인

• 자외선
• 환경적 요인(습도, 온도)
• 공해
• 개인의 습관(세안, 목욕)
• 화장품, 약물

3. 예민 피부의 특징

① 각질 들뜸
② 붉음증
③ 홍반
④ 모세혈관 확장 피부
⑤ 쿠퍼로제

4. 아토피 피부

(1) 아토피 피부란 ?

그리스어가 어원으로 "비정상적인 반응", "기묘한", "뜻을 알 수 없다."는 의미를 가짐

(2) 아토피 피부의 원인

① 유전적 요인
② 환경적 요인
③ 면역학적 요인

(3) 아토피 피부의 증상

① 피부 건조증
② 소양증

③ 홍반, 출혈, 부종
④ 진물
⑤ 태선화
⑥ 색소침착

5. 예민 피부 관리 활성 성분

	활성성분	효과
1	에키나세아 익스트렉트	예민, 민감피부
2	비타민 D 판테놀	붉음증, 민감피부 재생
3	하마멜리스 익스트렉트	지성 예민피부
4	알로에베라 추출물	예민 피부 진정, 보습

6. 예민 피부의 메디컬 스킨케어

포인트 메이크업 클렌징, 클렌징

↓

2차 클렌징

↓

딥 클렌징 (효소 딥클렌징)

↓

엠플 제조(1. 2. 3.)

↓

이온토프레시스 관리(이온 관리)

↓

1차 마스크(거즈마스크) : 앰플 1, 2, 3 +베이스 크림 + 거즈

↓

2차 마스크

7. 예민 피부 관리 ①

	관리순서	제품	사용 방법	비고
1	1차 클렌징	더모에센셜 클렌징밀크	• 적당량을 이용하여 가볍게 핸드링 하고 해면으로 잔여물을 제거	
	2차 클렌징	더마비쥬얼스 크린싱 젤	• 적당량의 젤과 물을 이용하여 거품을 풍부하게 만들어 가볍게 핸드링하고 해면으로 잔여물을 제거	
2	토너	페이스토닉	• 탈지솜에 적당량을 이용하여 잔여물을 부드럽게 제거	
3	딥 클렌징	(코르테) 수퍼엔자임 파우더	• 볼에 적당량의 물과 함께 브러시를 이용해서 풍부하게 거품을 만들어서 피부에 도포한 후 5분 후에 해면으로 제거	
4	앰플 기기관리	에키나세아 비타민 D 하마멜리스 알로에베라	• 활성성분 1(0.5ml) + 활성성분 2(0.5ml) + 활성성분 3(0.5ml) 토닉(1ml)	활성성분 /이온토프레시스
5	1차 마스크	에키나세아 비타민 D 하마멜리스 알로에베라	• 활성성분 1(0.5ml) + 활성성분 2(0.5ml) + 활성성분 3(0.5ml) + DMS 베이스 크림 클래식(1ml) + 토닉(1ml) +거즈	활성성분 / 마스크
6	마무리	더모에센셜리치엠로션 활성성분(1,2,3) 썬 로션	• 남아있는 활성성분을 도포 • 로션으로 얼굴 전체 흡수 • 썬 로션으로 마무리	

8. 예민 피부 관리 ②

	관리순서	제품	사용 방법	비고
1	1차 클렌징	더모에센셜 클렌징밀크	• 적당량을 이용하여 가볍게 핸드링하고 해면으로 잔여물을 제거	
	2차 클렌징	더마비쥬얼스 크린싱 젤	• 적당량의 젤과 물을 이용하여 거품을 풍부하게 만들어 가볍게 핸드링하고 해면으로 잔여물을 제거	
2	토너	페이스토닉	• 탈지솜에 적당량을 이용하여 잔여물을 부드럽게 제거	
3	딥 클렌징	(코르테) 수퍼엔자임 파우더	• 볼에 적당량의 물과 함께 브러시를 이용해서 풍부하게 거품을 만들어서 피부에 도포한 후 5분 후에 해면으로 제거	
4	앰플	에키나세아 비타민 D 하마멜리스 알로에베라	• 활성성분 1(0.5ml) + 활성성분 2(0.5ml) + 활성성분 3(0.5ml) + 토닉(1ml)	활성성분 /이온토프레시스
	기기관리			
5	1차 마스크	에키나세아 비타민 D 하마멜리스 알로에베라	• 활성성분 1(0.5ml) + 활성성분 2(0.5ml) + 활성성분 3(0.5ml) + DMS 베이스 크림 클래식(1ml) + 토닉(1ml) +거즈	활성성분 / 마스크 / 기기관리
	기기관리	비타민 침투		
6	2차 마스크	비타민 C 크리스탈모델링 마스크	• 1차 마스크 위에 진정 고무마스크를 도포	
7	마무리	더모에센셜리치엠 로션 활성성분(1,2,3) 썬 로션	• 남아있는 활성성분을 도포 • 로션으로 얼굴 전체 흡수 • 썬 로션으로 마무리	

2. 예민 피부 학습평가

1. 예민 피부의 정의

2. 예민 피부의 증상 및 원인

(1) 예민 피부의 증상

(2) 예민 피부의 원인

① 유전적 요인

② 후천적 요인

3. 예민 피부의 특징

4. 아토피 피부

(1) 아토피 피부란?

(2) 아토피 피부의 원인

(3) 아토피 피부의 증상

5. 예민 피부 관리 활성 성분

	활성성분	효과
1		예민, 민감피부
2		붉음증, 민감피부 재생
3		지성 예민피부
4		예민 피부 진정, 보습

6. 예민 피부 관리 ①

	관리순서	제품	사용 방법	비고
1		더모에센셜 클렌징밀크	• 적당량을 이용하여 가볍게 핸드링 하고 해면으로 잔여물을 제거	
		더마비쥬얼스 크린싱 젤	• 적당량의 젤과 물을 이용하여 거품을 풍부하게 만들어 가볍게 핸드링하고 해면으로 잔여물을 제거	
2		페이스토닉	• 탈지솜에 적당량을 이용하여 잔여물을 부드럽게 제거	
3		(코르테) 수퍼엔자임 파우더	• 볼에 적당량의 물과 함께 브러시를 이용해서 풍부하게 거품을 만들어서 피부에 도포한 후 5분 후에 해면으로 제거	
4			• 활성성분 1(0.5ml) + 활성성분 2(0.5ml) + 활성성분 3(0.5ml) + 토닉(1ml)	활성성분 /이온토프레시스
5			• 활성성분 1(0.5ml) + 활성성분 2(0.5ml) + 활성성분 3(0.5ml) + DMS 베이스 크림 클래식(1ml) + 토닉(1ml) +거즈	활성성분 / 마스크
6		더모에센셜리치엠로션 활성성분(1,2,3) 썬 로션	• 남아있는 활성성분을 도포 • 로션으로 얼굴 전체 흡수 • 썬 로션으로 마무리	

7. 예민 피부 관리 ②

	관리순서	제품	사용 방법	비고
1		더모에센셜 클렌징밀크	• 적당량을 이용하여 가볍게 핸드링 하고 해면으로 잔여물을 제거	
		더마비쥬얼스 크린싱 젤	• 적당량의 젤과 물을 이용하여 거품을 풍부하게 만들어 가볍게 핸드링하고 해면으로 잔여물을 제거	
2		페이스토닉	• 탈지솜에 적당량을 이용하여 잔여물을 부드럽게 제거	
3		(코르테) 수퍼엔자임 파우더	• 볼에 적당량의 물과 함께 브러시를 이용해서 풍부하게 거품을 만들어서 피부에 도포한 후 5분 후에 해면으로 제거	
4			• 활성성분 1(0.5ml) + 활성성분 2(0.5ml) + 활성성분 3(0.5ml) + 토닉(1ml)	활성성분 /이온토프레시스
5			• 활성성분 1(0.5ml) + 활성성분 2(0.5ml) + 활성성분 3(0.5ml) + DMS 베이스 크림 클래식(1ml) + 토닉(1ml) +거즈	활성성분 / 마스크 / 기기관리
		비타민 침투		
6		비타민C 크리스탈모델링 마스크	• 1차 마스크 위에 진정 고무마스크를 도포	
7		더모에센셜리치엠로션 활성성분(1,2,3) 썬 로션	• 남아있는 활성성분을 도포 • 로션으로 얼굴 전체 흡수 • 썬 로션으로 마무리	

3. 학습정리 Point!

1. 예민 피부의 증상

2. 예민 피부의 원인

3. 예민 피부의 특징

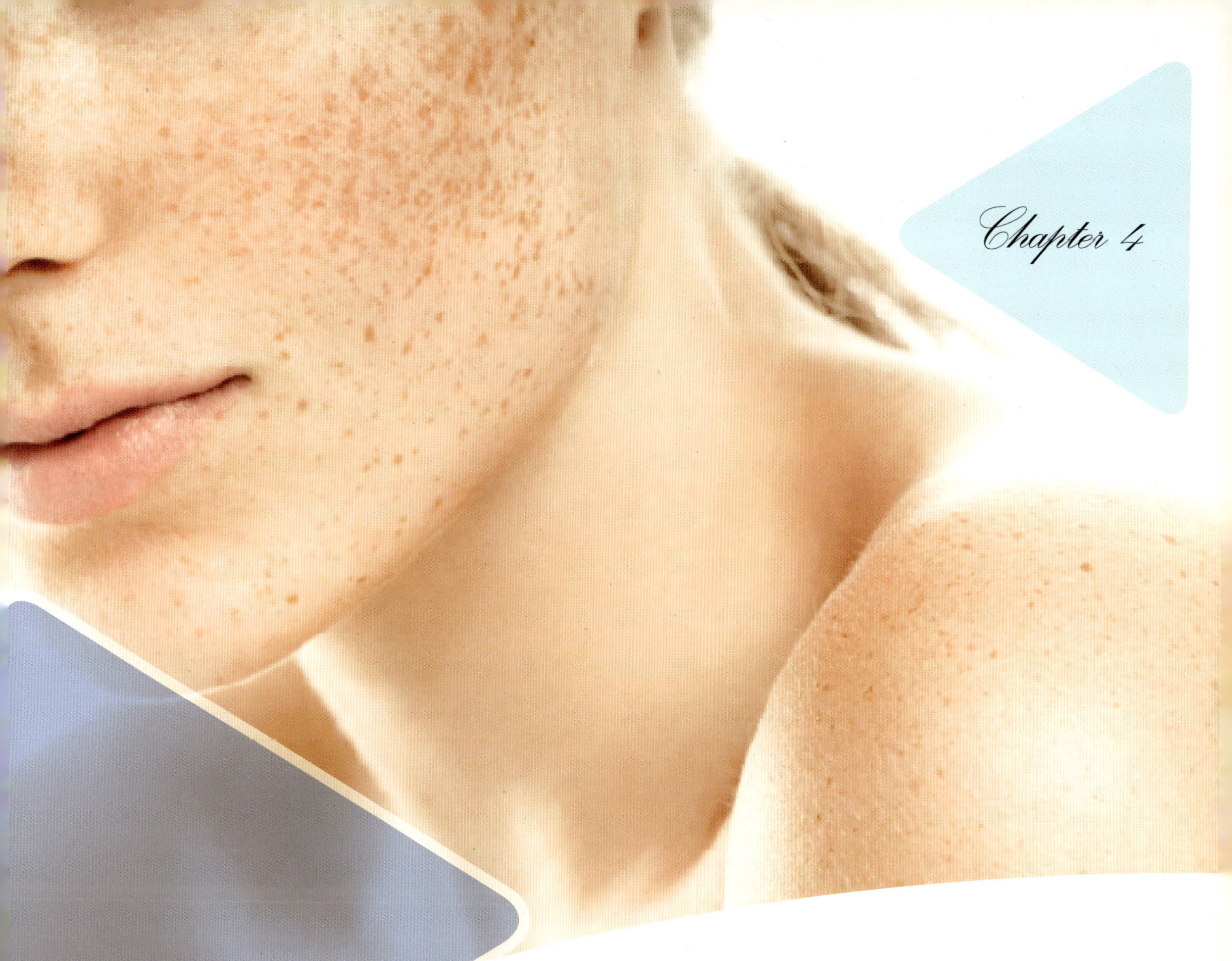

Chapter 4 색소침착 피부 및 메디컬 스킨케어

1. 색소침착 피부 학습정리
2. 색소침착 피부 학습평가
3. 학습정리 Point!

Chapter 4

색소침착 피부 및 메디컬 스킨케어

1. 색소침착 피부 학습정리

1. 멜라닌이란?

① 멜라닌 'Melanin' 은 그리스어 'melas' (검다)에서 유래

② 피부의 색깔을 결정하는 색소가 멜라닌(Melanin) 색소임

③ 색소가 많고 적음에 따라 흑인, 황인, 백인으로 결정됨

2. 멜라닌의 형성과정

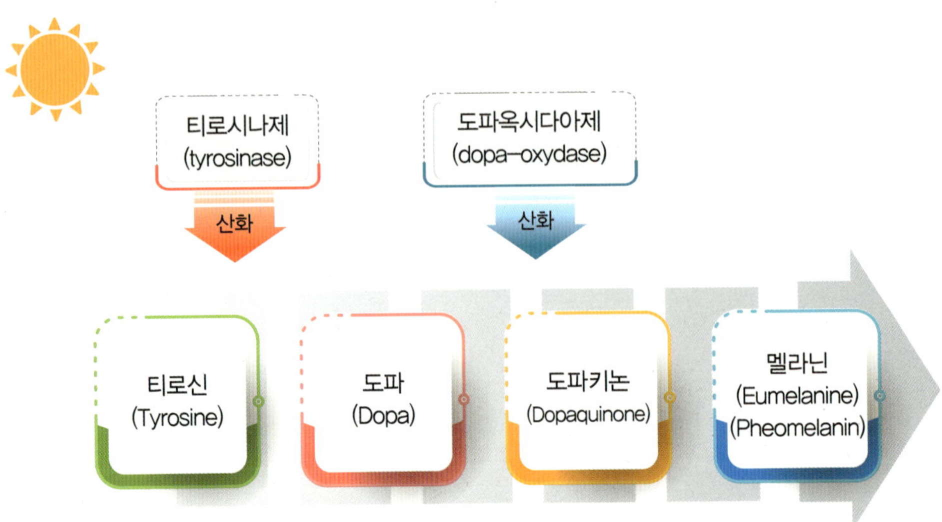

3. 멜라닌의 기능

① 피부에서 자외선을 흡수, 산란함으로써 자외선으로부터 피부의 손상을 막음

② 피부 보호 작용

4. 멜라닌의 생성

① 기저층의 Melanocyte(색소세포)에서 만들어 짐

② 가늘고 긴 수지상의 돌기를 가진 형태

③ 멜라닌소체(melanosome) 형태로 생산

④ 각질형성세포 : 색소형성세포 = 10 : 1

⑤ melanocyte가 약 36개의 주변 keratinocyte에게 멜라닌 색소를 공급

⑥ 수지상돌기 : 주변의 각질형성세포로 전달되어 각질층까지 확산

5. 색소침착에 영향을 주는 요인

(1) 자외선

① 멜라닌 세포의 수를 증가시킴

② 멜라닌 세포의 활동을 왕성하게 함

- UVA(장파장)
  - 320~400nm
  - 피부노화의 주원인
  - 색소침착 유발
  - 피부의 진피층까지 침투
- UVB(중파장)
  - 290~320nm
  - 홍반발생
  - sun burn 발생
- UVC(단파장)
  - 오존층에서 흡수
  - 살균작용

(2) 정신적 스트레스

스트레스(Stress) → 스트레스 호르몬(Stress hormone) → 멜라닌형성세포 자극호르몬(MSH) → 색소형성(pigmemtation)

(3) 염증과 자극

염증 및 자극(Irritation) → 홍반(Redness) → 색소침착 (Hyper-pigmemtation)

(4) 여성 호르몬

- 에스트로겐
- 프로게스테론

6. 색소침착 피부의 종류

(1) 기미(Mlasma)

① 경계가 불규칙한 다양한 크기의 색소 침착

② 좌우 대칭의 형태가 많음

- 표피성 기미
- 진피성 기미
- 혼합형 기미

(2) 주근깨(Freckle)

① 갈색, 회색이 깨알 같은 반점

② 7세 이후에 많이 생김

③ 유전적 요인

④ 자외선 노출 시 진해짐

(3) 노인성 반점(Solar Lentigo)

① 노화성 반점

② 자외선에 노출된 부위에 발생

(4) 벨로크 피부염(Berlok Dermatitis)

① 향수, 화장품에 의한 색소 침착

② 화장품의 성분과 자외선이 반응하여 색소가 발생

(5) 오타모반(Ota Nervai)

① 진피 멜라닌 세포로 인해서 삼차신경이 분포하는 눈 주위의 피부에 청색의 반점이 나타나는 질환

② 양쪽 또는 한쪽으로 발현함

③ 절반은 태어나면서 발생, 절반은 사춘기 전후로 발생

(6) 염증 후 색소침착(Post Inflammatory Hyperpigmentation)

① 레이저 후 색소 침착

② 여드름 상처 후 색소 침착

③ 기타 피부병, 상처 후 색소 침착

7. 색소침착 관리에 사용되는 의약품 및 활성성분

(1) 의약품

① **하이드로퀴논**(Hydroquinon; HQ)

- 티로시나제 활동을 차단
- 탈색효과
- 부작용 : 세포 독성 효과 – 저농도로 사용

② **아젤릭산**(Azelaic Acid)

- 멜라닌세포 증식
- 20% 크림으로 처방

③ **레틴–A** (Retin–A)

- 지속적인 각질 탈락을 유도
- 색소를 옅게 만들어 줌
- 여드름, 노화피부에도 사용

④ **코직산**(Kojic Acid)

- 티로시나제의 활동을 억제
- 멜라닌 세포의 수를 감소시킴
- 1~4% 농축액을 사용

(2) 활성성분

	활성성분	효과
1	비타민 C	미백효과, 항산화제, 피부 면역력 증가
2	코엔자임 Q10	자외선 A 방어, 항산화 작용
3	CM 글루칸	자외선 A의 보호막 역할, 자외선 노출 전후에 사용
4	비타민 A 나노파티클스	각질주기를 정상화

8. 색소침착 피부의 메디컬 스킨케어

포인트 메이크업 클렌징, 클렌징

↓

2차 클렌징

↓

저초음파(스킨크라이버)

↓

엠플 제조(1. 2. 3.)

↓

이온토프레시스 관리(이온 관리)

↓

1차 마스크(거즈마스크) : 앰플 1, 2, 3 +베이스 크림 + 거즈

↓

2차 마스크

9. 색소침착 피부 관리 ①

	관리순서	제품	사용 방법	비고
1	1차 클렌징	더모에센셜 클렌징밀크	• 적당량을 이용하여 가볍게 핸드링하고 해면으로 잔여물을 제거	
	2차 클렌징	더마비쥬얼스 크린싱 젤	• 적당량의 젤과 물을 이용하여 거품을 풍부하게 만들어 가볍게 핸드링하고 해면으로 잔여물을 제거	
2	토너	페이스토닉	• 탈지솜에 적당량을 이용하여 잔여물을 부드럽게 제거	
3	딥 클렌징	(코르테) 수퍼엔자임 파우더	• 볼에 적당량의 물과 함께 브러시를 이용해서 풍부하게 거품을 만들어서 피부에 도포한 후 5분 후에 해면으로 제거	
4	앰플	코엔자임 Q10 비타민 A 알로에베라 CM 글루칸	• 활성성분 1(0.5ml) + 활성성분 2(0.5ml) + 활성성분 3(0.5ml) + 토닉(1ml)	활성성분 /이온토프레시스
	기기관리			
5	1차 마스크	코엔자임 Q10 비타민 A 알로에베라 CM 글루칸	• 활성성분 1(0.5ml) + 활성성분 2(0.5ml) + 활성성분 3(0.5ml) + DMS 베이스 크림 클래식(1ml) + 토닉(1ml) +거즈	활성성분 / 마스크
6	마무리	더모에센셜리치엠로션 활성성분(1,2,3) 썬 로션	• 남아있는 활성성분을 도포 • 로션으로 얼굴 전체 흡수 • 썬 로션으로 마무리	

10. 색소침착 피부 관리 ②

	관리순서	제품	사용 방법	비고
1	1차 클렌징	더모에센셜 클렌징밀크	• 적당량을 이용하여 가볍게 핸드링 하고 해면으로 잔여물을 제거	
	2차 클렌징	더마비쥬얼스 크린싱 젤	• 적당량의 젤과 물을 이용하여 거품을 풍부하게 만들어 가볍게 핸드링 하고 해면으로 잔여물을 제거	
2	토너	페이스토닉	• 탈지솜에 적당량을 이용하여 잔여물을 부드럽게 제거	
3	딥 클렌징	기기관리	• 스킨스크라이버를 이용해서 각질을 부드럽게 제거	스킨스크라이버
4	앰플	코엔자임 Q10 비타민 A 알로에베라 CM 글루칸	• 활성성분 1(0.5ml) + 활성성분 2(0.5ml) + 활성성분 3(0.5ml) + 토닉(1ml)	활성성분 /이온토프레시스
	기기관리			
5	1차 마스크	코엔자임 Q10 비타민 A 알로에베라 CM 글루칸	• 활성성분 1(0.5ml) + 활성성분 2(0.5ml) + 활성성분 3(0.5ml) + DMS 베이스 크림 클래식(1ml) + 토닉(1ml) +거즈	활성성분 / 마스크 / 기기관리
	기기관리	비타민 침투		
6	2차 마스크	비타민 C 크리스탈모델링 마스크	• 1차 마스크 위에 진정 고무마스크를 도포	
7	마무리	더모에센셜리치엠로션 활성성분(1,2,3) 썬 로션	• 남아있는 활성성분을 도포 • 로션으로 얼굴 전체 흡수 • 썬 로션으로 마무리	

2. 색소침착 피부 학습평가

1. 멜라닌이란?

2. 멜라닌의 형성과정

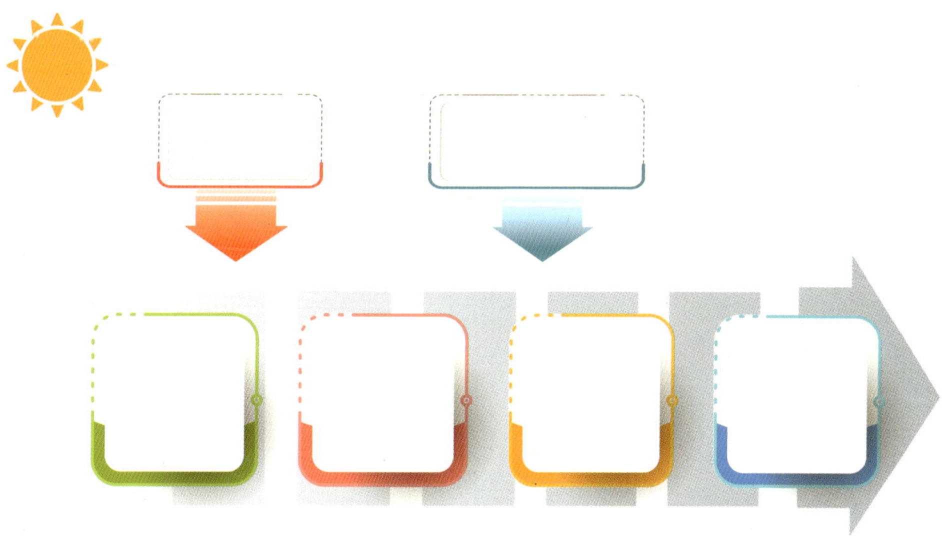

3. 멜라닌의 기능

4. 멜라닌의 생성

5. 색소침착에 영향을 주는 요인

6. 색소침착 피부의 종류

7. 색소침착 관리에 사용되는 의약품 및 활성성분

(1) 의약품

(2) 활성성분

8. 여드름 관리 활성성분

	활성성분	효과
1		미백효과, 항산화제, 피부 면역력 증가
2		자외선 A 방어, 항산화 작용
3		자외선 A의 보호막 역할, 자외선 노출 전후에 사용
4		각질주기를 정상화

9. 색소침착 피부 관리 ①

	관리순서	제품	사용 방법	비고
1		더모에센셜 클렌징밀크	• 적당량을 이용하여 가볍게 핸드링하고 해면으로 잔여물을 제거	
		더마비쥬얼스 크린싱 젤	• 적당량의 젤과 물을 이용하여 거품을 풍부하게 만들어 가볍게 핸드링하고 해면으로 잔여물을 제거	
2		페이스토닉	• 탈지솜에 적당량을 이용하여 잔여물을 부드럽게 제거	
3		(코르테) 수퍼엔자임 파우더	• 볼에 적당량의 물과 함께 브러시를 이용해서 풍부하게 거품을 만들어서 피부에 도포한 후 5분 후에 해면으로 제거	
4	기기관리	코엔자임 Q10 비타민 A 알로에베라 CM 글루칸	• 활성성분 1(0.5ml) + 활성성분 2(0.5ml) + 활성성분 3(0.5ml) + 토닉(1ml)	활성성분 /이온토프레시스
5		코엔자임 Q10 비타민 A 알로에베라 CM 글루칸	• 활성성분 1(0.5ml) + 활성성분 2(0.5ml) + 활성성분 3(0.5ml) + DMS 베이스 크림 클래식(1ml) + 토닉(1ml) +거즈	활성성분 / 마스크
6		더모에센셜리치엠로션 활성성분(1,2,3) 썬 로션	• 남아있는 활성성분을 도포 • 로션으로 얼굴 전체 흡수 • 썬 로션으로 마무리	

10. 색소침착 피부 관리 ②

	관리순서	제품	사용 방법	비고
1		더모에센셜 클렌징밀크	• 적당량을 이용하여 가볍게 핸드링하고 해면으로 잔여물을 제거	
		더마비쥬얼스 크린싱 젤	• 적당량의 젤과 물을 이용하여 거품을 풍부하게 만들어 가볍게 핸드링하고 해면으로 잔여물을 제거	
2		페이스토닉	• 탈지솜에 적당량을 이용하여 잔여물을 부드럽게 제거	
3		기기관리	• 스킨스크라이버를 이용해서 각질을 부드럽게 제거	스킨스크라이버
4		코엔자임 Q10 비타민 A 알로에베라	• 활성성분 1(0.5ml) + 활성성분 2(0.5ml) + 활성성분 3(0.5ml) + 토닉(1ml)	활성성분 /이온토프레시스
	기기관리	CM 글루칸		
5		코엔자임 Q10 비타민 A 알로에베라 CM 글루칸	• 활성성분 1(0.5ml) + 활성성분 2(0.5ml) + 활성성분 3(0.5ml) + DMS 베이스 크림 클래식(1ml) + 토닉(1ml) +거즈	활성성분 / 마스크 / 기기관리
	기기관리	비타민 침투		
6		비타민 C 크리스탈모델링 마스크	• 1차 마스크 위에 진정 고무마스크를 도포	
7		더모에센셜리치엠 로션 활성성분(1,2,3) 썬 로션	• 남아있는 활성성분을 도포 • 로션으로 얼굴 전체 흡수 • 썬 로션으로 마무리	

3. 학습정리 Point!

1. 멜라닌의 형성과정

2. 멜라닌의 기능

3. 색소침착에 영향을 주는 요인

4. 색소침착 피부의 종류

5. 색소침착 관리에 사용되는 의약품 및 활성성분

Memo

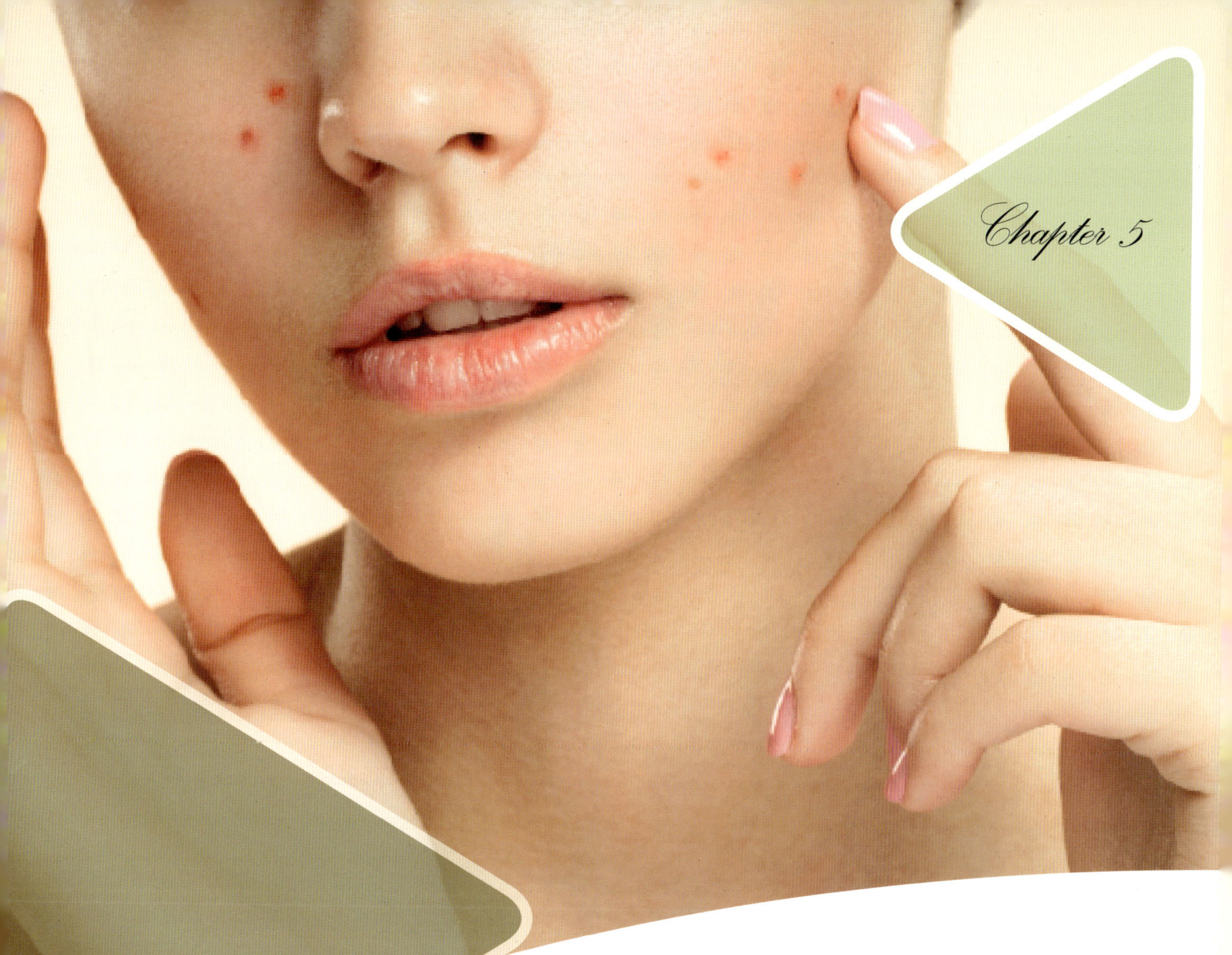

Chapter 5 여드름 피부 및 메디컬 스킨케어

Chapter 5

여드름 피부 및 메디컬 스킨케어

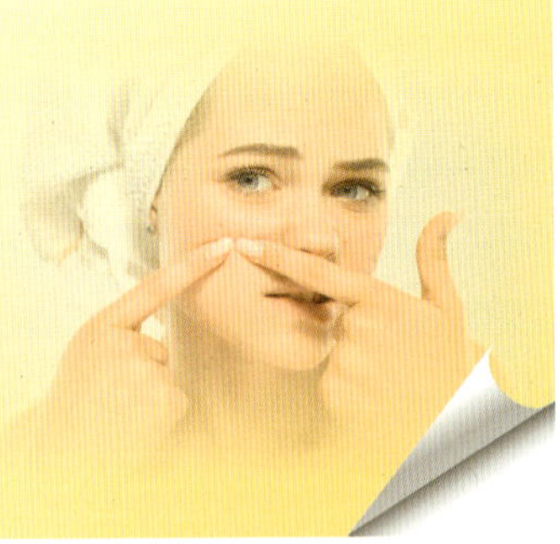

1. 여드름 피부 학습정리

1. 여드름의 정의

피지선의 피지 분비 증가와 동시에 모낭 내 과각질화 증상으로 모공 입구에 각질 형성이 증가하게 되고 쌓인 각질로 피지의 배출이 원활하지 못하게 되어 모공 속에 피지 및 불순물이 쌓여서 피지 덩어리를 형성하거나 피지를 좋아하는 박테리아에 의해서 염증으로 발전된 것이 여드름이다.

2. 여드름의 발생 과정

① 테스토스테론의 이상 작용
② 피지 분비 증가
③ 모공속 피지 증가
④ 모낭벽 세포의 이상각화 현상
⑤ 쌓인 각질로 인한 모낭 폐쇄
⑥ 피지의 정체
⑦ 면포 형성
⑧ 박테리아 번식으로 염증 유발

3. 여드름의 발생 원인

(1) 내적 원인

① 유전적 요인　② 호르몬
③ 스트레스　④ 비타민 부족

(2) 외적 원인

① 계절　② 기후
③ 세균　④ 화장품　⑤ 마찰과 압력

4. 여드름의 종류

(1) 비염증성 여드름

① **화이트헤드**(White head)

- 폐쇄 면포
- 하얀색의 작은 피지 돌기 형태의 여드름

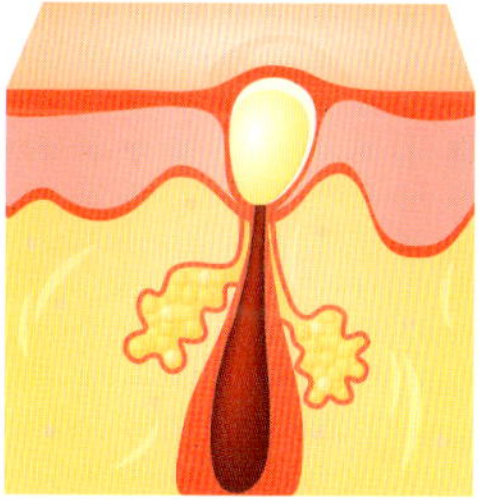
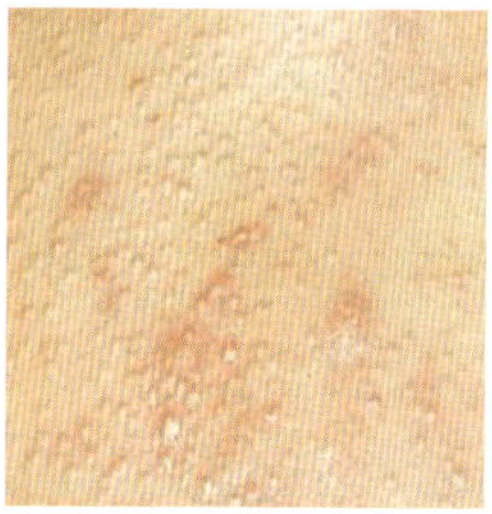

② **블랙헤드**(Black head)

- 개방 면포
- 모공에 피지의 끝부분이 돌출되어 검게 산화되어 있는 형태의 여드름

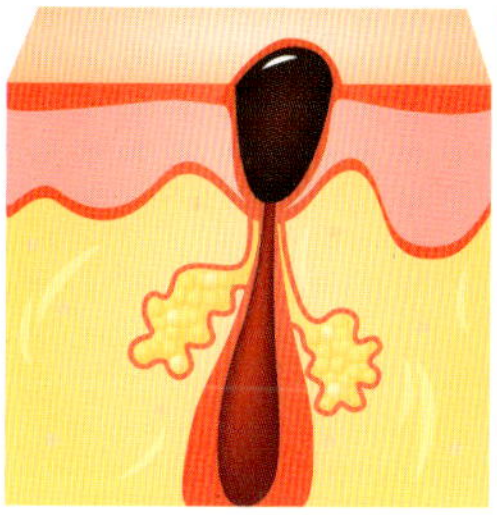
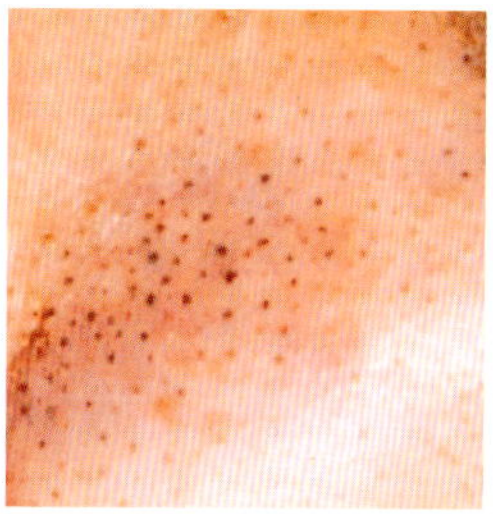

(2) 염증성 여드름

① **구진성 여드름**(Papules)

- 염증의 초기 단계의 여드름
- 붉고 단단한 형태
- 통증 동반

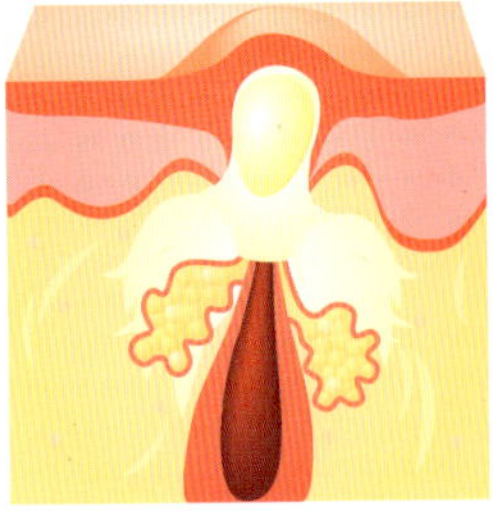
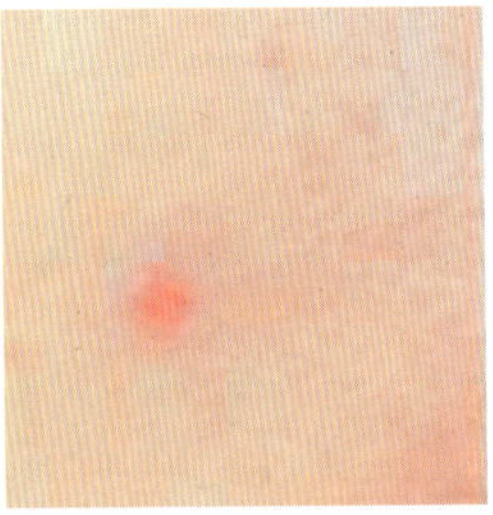

② **농포성 여드름**(Pustules)

- 화농이 발생된 단계의 여드름
- 화농이 형성되어 있는 상태의 여드름

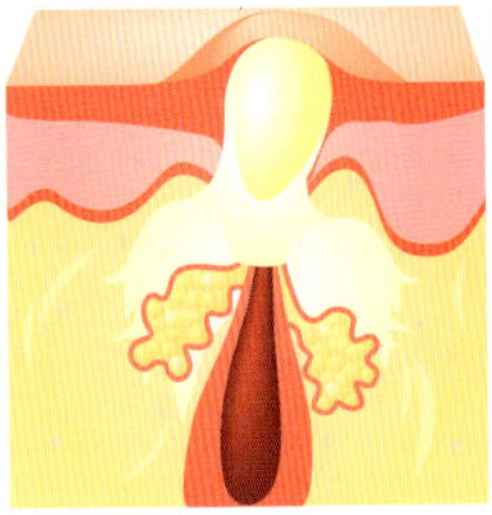
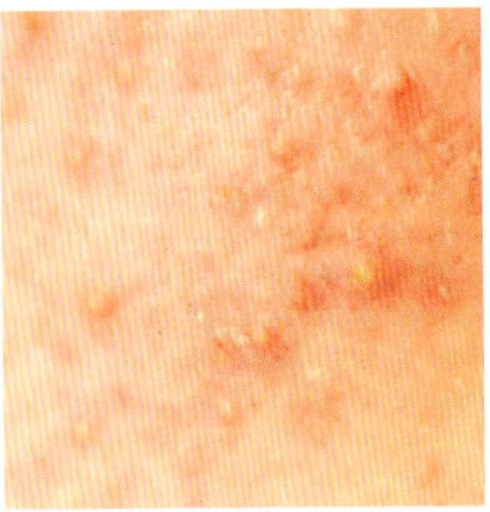

③ **결절성 여드름**(Nodules)

- 구진과 유사한 형태
- 크기가 훨씬 크고 깊숙이 자리 잡고 있는 단단한 응괴 형태의 여드름

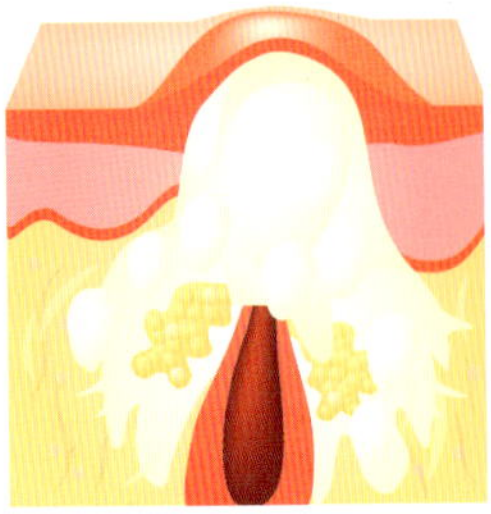
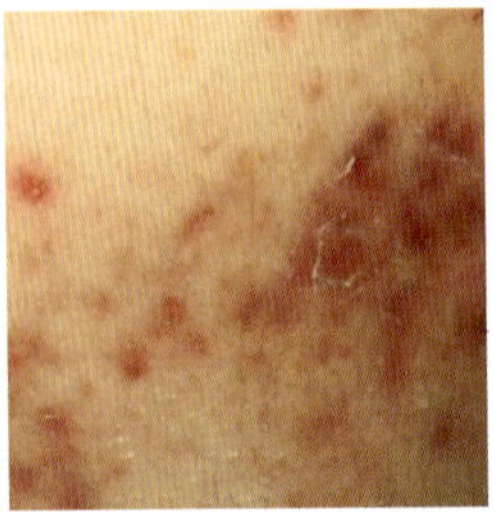

④ **낭종성 여드름**(Cysts)

- 결절성 여드름에서 염증이 심화되어 농포가 발생되어 있는 상태의 여드름

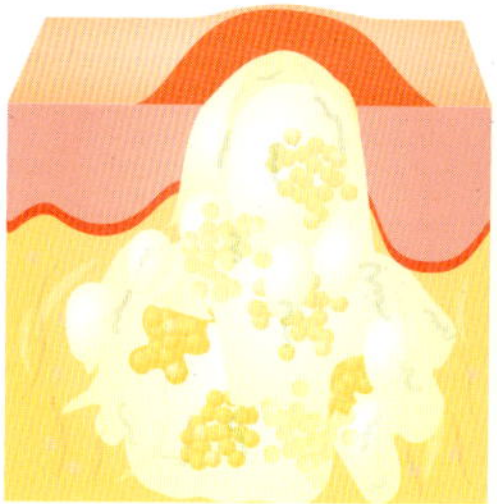
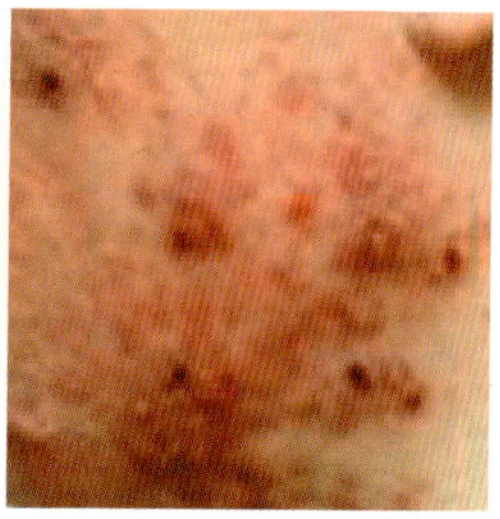

5. 여드름의 치료

(1) 여드름 치료제 (Medicine for Acne)

① **경구용 여드름 치료제** (Systemic Treatment of Acne)

- 테트라사이클린 (Tetracycline) : 항생제, 염증 현상을 감소
- 미노사이클린 (Minocycline) : 테트라사이클린 후속 항생제, 효과가 강함
- 독시사이클린 (Doxycycline) : 테트라사이클린 변형 제품
- 이소트레티노인 (Isotretinoin) : 비타민 A 계열, 과각화 현상 감소, 피지 생산 감소
- 경구피임제 (Oral Contraceptive Hormone) : 에스트로겐 베이스, 피지 생산 감소
- 에리스로마이신 (Erythromycin) : 항생제를 사용할 수 없는 경우 대체 약제, 염증 감소

② **국소 여드름 치료제** (Topical Treatment of Acne)

- 벤조일 퍼옥사이드 (Benzoyl Peroxide) : 항염증 작용, 각질 용해 작용, 각질 탈락 작용
- 레틴산 (Retin-A) : 비타민 A 계열 약물, 피부와 모공의 각질화 과정을 정상화 시킴, 각질 융해효과, 여드름 발생 감소 효과, p. acne 감소 효과
- 아젤라산 (Azelaic Acid) : 박테리아 성장을 억제, 각질 분해 작용, 면포 용해 효능, 모공 안의 각질세포 탈락 정상화

6. 여드름, 지성피부 관리 활성 성분

	활성성분	효과
1	비타민 A 나노파티클스	각질탈락 주기 정상화
2	리포좀 콘센트레이트	피지 조절, 항염
3	비타민 B 리포좀 콘센트레이트	피지 조절
4	하마멜리스 익스트렉트	트러블, 지성피부, 지성 예민피부
5	에키나세아 익스트렉트	예민, 민감피부
6	캘프 리포좀 콘센트레이트	과잉피지, 모공 수렴
7	피토 호르몬 콘센트레이트	성인성 여드름, 생리전 여드름

7. 여드름 피부의 메디컬 스킨케어

포인트 메이크업 클렌징, 클렌징

↓

2차 클렌징

↓

딥 클렌징 (효소 딥클렌징)

↓

엠플 제조(1. 2. 3.)

↓

여드름 압출(확대경 사용)

↓

1차 마스크(거즈마스크) : 앰플 1, 2, 3 +베이스 크림 + 거즈

↓

2차 마스크

8. 지성, 여드름 피부 관리 ①

	관리순서	제품	사용 방법	비고
1	1차 클렌징	더모에센셜 클렌징밀크	• 적당량을 이용하여 가볍게 핸드링 하고 해면으로 잔여물을 제거	
	2차 클렌징	더마비쥬얼스 크린싱 젤	• 적당량의 젤과 물을 이용하여 거품을 풍부하게 만들어 가볍게 핸드링하고 해면으로 잔여물을 제거	
2	토너	페이스토닉	• 탈지솜에 적당량을 이용하여 잔여물을 부드럽게 제거	
3	딥 클렌징	(코르테) 수퍼엔자임 파우더	• 볼에 적당량의 물과 함께 브러시를 이용해서 풍부하게 거품을 만들어서 피부에 도포한 후 5분 후에 해면으로 제거	
4	압출	확대경	• 여드름 압출	
5	1차 마스크	비타민 B 리포솜 비타민 A 피토 호르몬 하마멜리스 에키나세아	• 활성성분 1(0.5ml) + 활성성분 2(0.5ml) + 활성성분 3(0.5ml) + DMS 베이스 크림 클래식(1ml) + 토닉(1ml) +거즈	활성성분 / 마스크
6	마무리	더모에센셜리치엠 로션 활성성분(1,2,3) 썬 로션	• 남아있는 활성성분을 도포 • 로션으로 얼굴 전체 흡수 • 썬 로션으로 마무리	

9. 지성, 여드름 피부 관리 ②

	관리순서	제품	사용 방법	비고
1	1차 클렌징	더모에센셜 클렌징밀크	• 적당량을 이용하여 가볍게 핸드링 하고 해면으로 잔여물을 제거	
	2차 클렌징	더마비쥬얼스 크린싱 젤	• 적당량의 젤과 물을 이용하여 거품을 풍부하게 만들어 가볍게 핸드링하고 해면으로 잔여물을 제거	
2	토너	페이스토닉	• 탈지솜에 적당량을 이용하여 잔여물을 부드럽게 제거	
3	딥 클렌징	기기관리	• 스킨스크라이버를 이용해서 각질을 부드럽게 제거	스킨스크라이버
4	압출	확대경	• 여드름 압출	
5	1차 마스크	비타민 B 리포좀 비타민 A 피토 호르몬 하마멜리스 에키나세아	• 활성성분 1(0.5ml) + 활성성분 2(0.5ml) + 활성성분 3(0.5ml) + DMS 베이스 크림 클래식(1ml) + 토닉(1ml) +거즈	활성성분 / 마스크 / 기기관리
	기기관리			
6	2차 마스크	비타민 C 크리스탈모델링 마스크	• 1차 마스크 위에 진정 고무마스크를 도포	
7	마무리	더모에센셜리치엠 로션 활성성분(1,2,3) 썬 로션	• 남아있는 활성성분을 도포 • 로션으로 얼굴 전체 흡수 • 썬 로션으로 마무리	

2. 여드름 피부 학습평가

1. 여드름 피부 학습평가

2. 여드름의 발생 과정

3. 여드름의 발생 원인

(1) 내적 원인

(2) 외적 원인

4. 여드름의 종류

(1) 비염증성 여드름

(2) 염증성 여드름

5. 여드름의 치료

(1) 경구용 여드름 치료제(Systemic Treatment of Acne)

(2) 국소 여드름 치료제 (Topical Treatment of Acne)

6. 여드름 관리 활성 성분

	활성성분	효과
1		각질탈락 주기 정상화
2		피지 조절, 항염
3		피지 조절
4		트러블, 지성피부, 지성 예민피부
5		예민, 민감피부
6		과잉피지, 모공 수렴
7		성인성 여드름, 생리전 여드름

7. 지성, 여드름 피부 관리 ①

	관리순서	제품	사용 방법	비고
1		더모에센셜 클렌징밀크	• 적당량을 이용하여 가볍게 핸드링 하고 해면으로 잔여물을 제거	
		더마비쥬얼스 크린싱 젤	• 적당량의 젤과 물을 이용하여 거품을 풍부하게 만들어 가볍게 핸드링하고 해면으로 잔여물을 제거	
2		페이스토닉	• 탈지솜에 적당량을 이용하여 잔여물을 부드럽게 제거	
3		(코르테) 수퍼엔자임 파우더	• 볼에 적당량의 물과 함께 브러시를 이용해서 풍부하게 거품을 만들어서 피부에 도포한 후 5분 후에 해면으로 제거	
4		확대경	• 여드름 압출	
5		비타민 B 리포좀 비타민 A 피토 호르몬 하마멜리스 에키나세아	• 활성성분 1(0.5ml) + 활성성분 2(0.5ml) + 활성성분 3(0.5ml) + DMS 베이스 크림 클래식(1ml) + 토닉(1ml) +거즈	활성성분 / 마스크
6		더모에센셜리치엠 로션 활성성분(1,2,3) 썬 로션	• 남아있는 활성성분을 도포 • 로션으로 얼굴 전체 흡수 • 썬 로션으로 마무리	

8. 지성, 여드름 피부 관리 ②

	관리순서	제품	사용 방법	비고
1		더모에센셜 클렌징밀크	• 적당량을 이용하여 가볍게 핸드링 하고 해면으로 잔여물을 제거	
		더마비쥬얼스 크린싱 젤	• 적당량의 젤과 물을 이용하여 거품을 풍부하게 만들어 가볍게 핸드링하고 해면으로 잔여물을 제거	
2		페이스토닉	• 탈지솜에 적당량을 이용하여 잔여물을 부드럽게 제거	
3		기기관리	• 스킨스크라이버를 이용해서 각질을 부드럽게 제거	스킨스크라이버
4		확대경	• 여드름 압출	
5		비타민 B 리포좀 비타민 A 피토 호르몬 하마멜리스 에키나세아	• 활성성분 1(0.5ml) + 활성성분 2(0.5ml) + 활성성분 3(0.5ml) + DMS 베이스 크림 클래식(1ml) + 토닉(1ml) +거즈	활성성분 / 마스크 / 기기관리
6		비타민 C 크리스탈모델링 마스크	• 1차 마스크 위에 진정 고무마스크를 도포	
7		더모에센셜리치엠 로션 활성성분(1,2,3) 썬 로션	• 남아있는 활성성분을 도포 • 로션으로 얼굴 전체 흡수 • 썬 로션으로 마무리	

3. 학습정리 Point!

1. 여드름의 정의

2. 여드름의 발생 과정

3. 여드름의 발생 원인

4. 여드름의 종류

5. 여드름의 치료

Memo

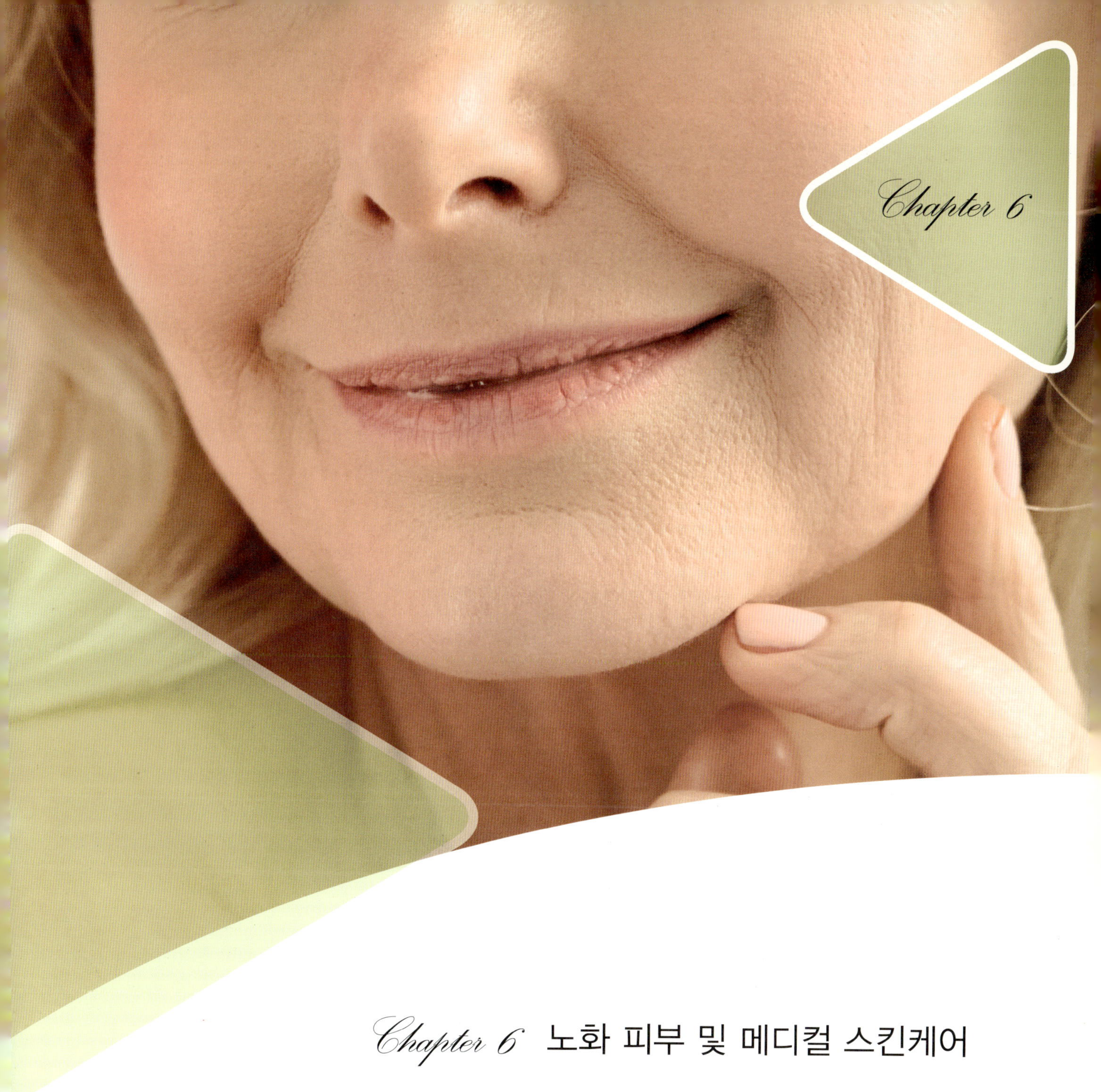

Chapter 6 노화 피부 및 메디컬 스킨케어

1. 노화 피부 학습정리
2. 노화 피부 학습평가
3. 학습정리 Point!

Chapter 6

노화 피부 및 메디컬 스킨케어

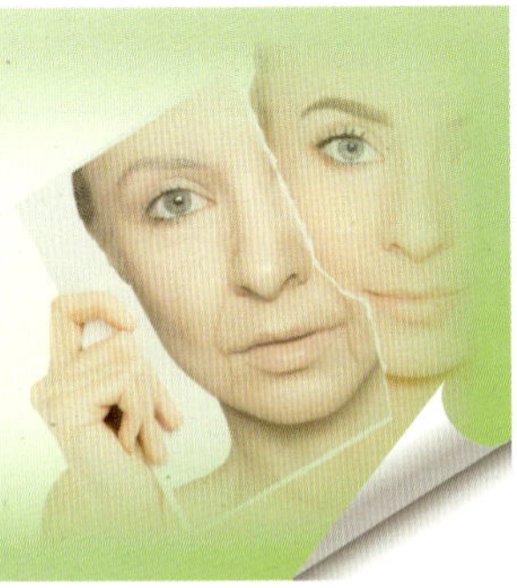

1. 노화 피부 학습정리

1. 노화 피부의 정의

① 노화란 나이가 들어감에 따라 나타나는 자연스러운 퇴행성 현상

② 노화 피부는 피부에서 나타나는 퇴행성 변화 및 자외선에 의해서 피부에 발생되는 물리적, 생리적 변화(노화) 현상

2. 노화 피부의 분류

(1) 내인성 노화

① 생리적 노화

② 자연스러운 주름 형성

③ 주름이 깊지 않다.

(2) 외인성 노화

① 광노화

② 깊은 주름 형태

③ 교원섬유의 감소, 위축현상

④ 엘라스틴의 변성

3. 자외선과 피부 노화

(1) UVA

① 생활자외선

② 진피층까지 침투

③ 주름을 발생시킴 : 탄력섬유와 교원섬유의 변성

④ 색소침착 유도

(2) UVB

① 선번, 홍반, 일광화상을 유발

② 피부의 과각질화

③ 각질층의 수분저하 현상

④ 멜라닌 색소의 증가

(3) UVC

① 단파장, 에너지가 강해서 살균 효과를 가짐

② 피부암 발생

4. 프리레디컬과 피부 노화

(1) 프리레디컬이란?

모든 물질을 구성하는 가장 작은 소단위를 원자라고 한다. 원자는 중심부에 양성자와 중성자가 있고 그 주변에 전자가 있는데 이 전자는 항상 쌍으로 짝을 지어 존재한다. 이때 짝을 구성하지 못한 전자로 매우 불안정한 성질을 가진 물질을 프리레디컬이라고 한다.

(2) 프리레디컬의 종류

① 슈퍼옥사이드레디컬(superoxide radical; O_2)

② 하이드록시레디컬(hydroxy radical; HO)

③ 단일산소(singlet oxygen; $1O_2$)

④ 과산화수소(hydrogen peroxide; H_2O_2)

5. 노화 피부 관리 활성성분

	활성성분	효과
1	비타민 A 나노파티클스	각질탈락 주기 정상화, 노화피부
2	히알루론산 콘센트레이트	보습
3	비타민 E	항산화제, 노화피부
4	코엔자임 Q10	항산화제, 색소, 피부재생

6. 노화 피부의 메디컬 스킨케어

포인트 메이크업 클렌징, 클렌징

↓

2차 클렌징

↓

딥 클렌징 (필링 크림 - 스크럽 타입)

↓

저초음파(스킨크라이버)

↓

이온토프레시스 관리 (이온 관리)

↓

1차 마스크(앰플 + DMS베이스크림 + 거즈)

↓

기기관리

↓

2차 마스크

7. 노화 피부 관리 ①

	관리순서	제품	사용 방법	비고
1	1차 클렌징	더모에센셜 클렌징 밀크	• 적당량을 이용하여 가볍게 핸드링 하고 해면으로 잔여물을 제거	
	2차 클렌징	더마비쥬얼스 크린싱 젤	• 적당량의 젤과 물을 이용하여 거품을 풍부하게 만들어 가볍게 핸드링하고 해면으로 잔여물을 제거	
2	토너	페이스토닉	• 탈지솜에 적당량을 이용하여 잔여물을 부드럽게 제거	
3	딥 클렌징	(코르테) 수퍼엔자임 파우더	• 볼에 적당량의 물과 함께 브러시를 이용해서 풍부하게 거품을 만들어서 피부에 도포한 후 5분 후에 해면으로 제거	
4	앰플 기기관리	비타민 A 비타민 E 코엔자임 Q10 히알루론산	• 활성성분 1(0.5ml) + 활성성분 2(0.5ml) + 활성성분 3(0.5ml) + 토닉(1ml)	활성성분 /이온토프레시스
5	1차 마스크	비타민 A 비타민 E 코엔자임 Q10 히알루론산	• 활성성분 1(0.5ml) + 활성성분 2(0.5ml) + 활성성분 3(0.5ml) + DMS 베이스 크림 클래식(1ml) + 토닉(1ml) +거즈	활성성분 / 마스크
6	마무리	더모에센셜리치엠로션 활성성분(1,2,3) 썬 로션	• 남아있는 활성성분을 도포 • 로션으로 얼굴 전체 흡수 • 썬 로션으로 마무리	

8. 노화 피부 관리 ②

	관리순서	제품	사용 방법	비고
1	1차 클렌징	더모에센셜 클렌징 밀크	• 적당량을 이용하여 가볍게 핸드링 하고 해면으로 잔여물을 제거	
	2차 클렌징	더마비쥬얼스 크린싱 젤	• 적당량의 젤과 물을 이용하여 거품을 풍부하게 만들어 가볍게 핸드링하고 해면으로 잔여물을 제거	
2	토너	페이스토닉	• 탈지솜에 적당량을 이용하여 잔여물을 부드럽게 제거	
3	딥 클렌징	(코르테) 수퍼엔자임 파우더	• 볼에 적당량의 물과 함께 브러시를 이용해서 풍부하게 거품을 만들어서 피부에 도포한 후 5분 후에 해면으로 제거	
4	앰플	비타민 A 비타민 E 코엔자임 Q10 히알루론산	• 활성성분 1(0.5ml) + 활성성분 2(0.5ml) + 활성성분 3(0.5ml) + 토닉(1ml)	활성성분 /이온토프레시스
	기기관리			
5	1차 마스크	비타민 A 비타민 E 코엔자임 Q10 히알루론산	• 활성성분 1(0.5ml) + 활성성분 2(0.5ml) + 활성성분 3(0.5ml) + DMS 베이스 크림 클래식(1ml) + 토닉(1ml) +거즈	활성성분 / 마스크 / 기기관리
	기기관리	비타민 침투		
6	2차 마스크	비타민 C 크리스탈모델링 마스크	• 1차 마스크 위에 진정 고무마스크를 도포	
7	마무리	더모에센셜리치엠 로션 활성성분(1,2,3) 썬 로션	• 남아있는 활성성분을 도포 • 로션으로 얼굴 전체 흡수 • 썬 로션으로 마무리	

2. 노화 피부 학습평가

1. 노화 피부의 정의

2. 노화 피부의 분류

(1) 내인성 노화

(2) 외인성 노화

3. 자외선과 피부 노화

(1) UVA

(2) UVB

(3) UVC

4. 프리레디컬과 피부 노화

(1) 프리레디컬이란?

(2) 프리레디컬의 종류

5. 노화 피부 관리 활성성분

	활성성분	효과
1		각질탈락 주기 정상화, 노화피부
2		보습
3		항산화제, 노화피부
4		항산화제, 색소, 피부재생

3. 학습정리 Point!

1. 노화피부의 분류

2. 자외선과 피부 노화

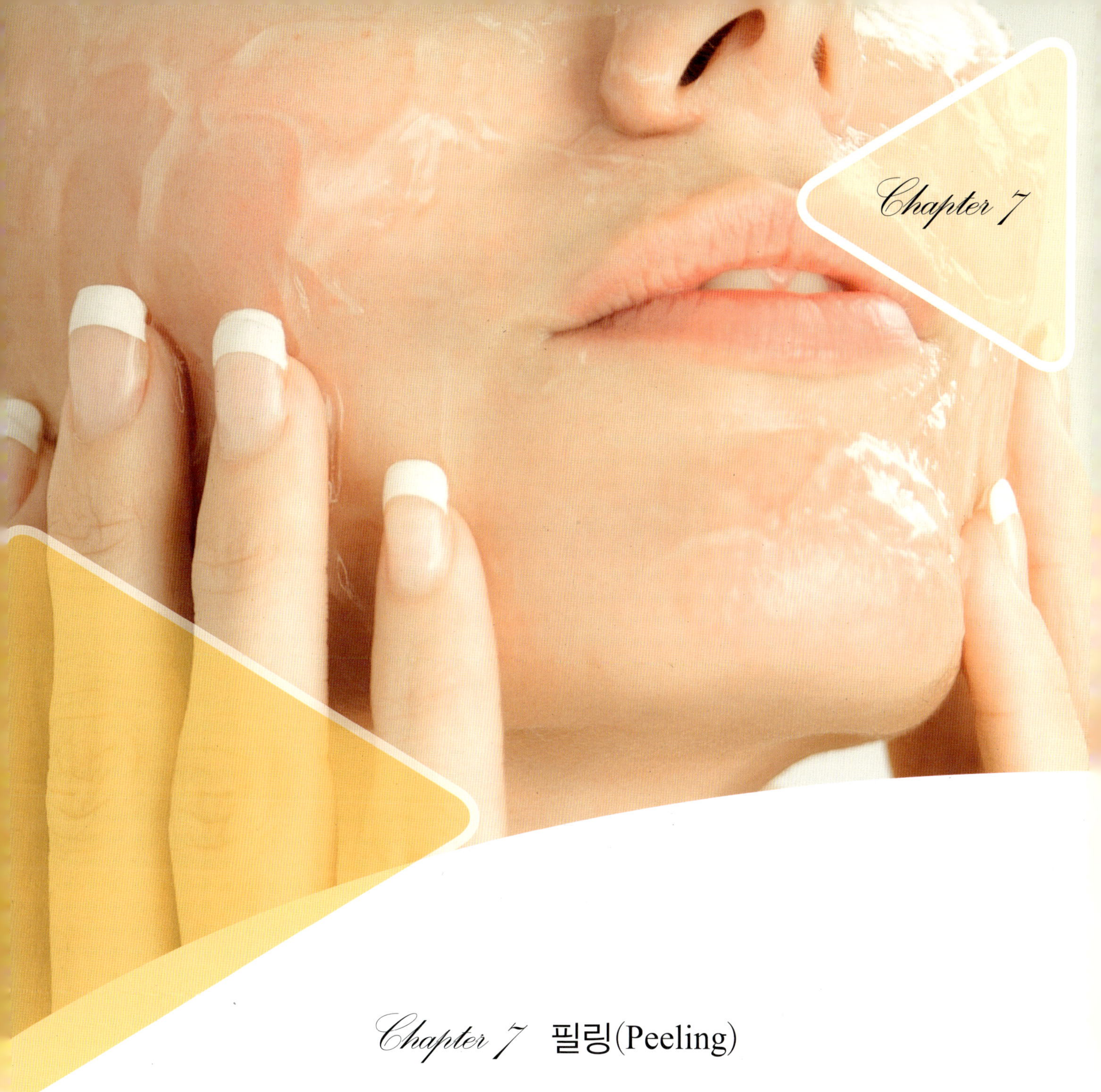

Chapter 7 필링(Peeling)

1. 필링의 정의 및 분류 학습정리
2. 필링의 정의 및 분류 학습평가
3. 학습정리 Point!

Chapter 7

필링(Peeling)

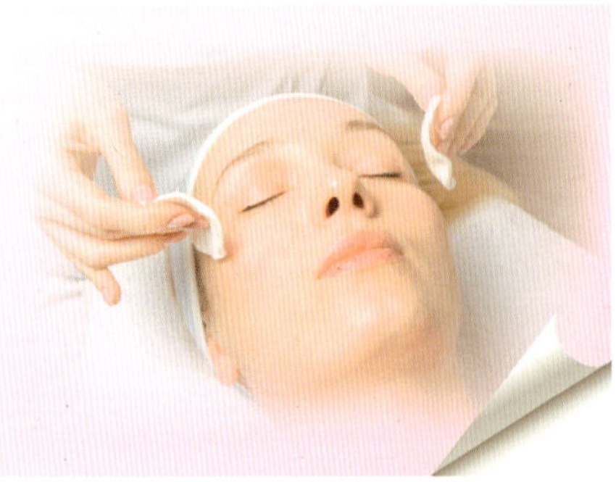

1. 필링의 정의 및 분류 학습정리

1. 필링의 정의

필링(Peeling)이란 피부의 일부를 인위적으로 벗겨낸 후 새로운 피부가 다시 재생되도록 유도하는 시술이다.

2. 필링의 분류

(1) 시술 장소에 따른 분류

① 에스테틱 필링 : 에스테틱에서 이루어지는 필링
② 메디컬 필링 : 병, 의원에서 이루어지는 필링

(2) 깊이에 따른 분류

① 표층필링 : Superficial peeling(각질층까지 필링, 1단계)
② 중층필링 : Medium depth peeling(과립층이나 기저층 상부까지 필링, 2~3단계)
③ 심층필링 : Deep depth peeling(진피 상부 유두층까지 필링, 4단계)

(3) 방법에 따른 분류

① 물리적 필링

- 다이아몬드 필링
  - 자연산 다이아몬드 칩을 사용
  - 피부의 각질층과 표피층 일부를 미세하게 필링
  - 진공압과 베큠 기능을 가짐
  - 피부의 재생을 촉진시킴
- 크리스탈 필링
  - 산화 알루미늄이라는 크리스탈 가루를 이용
  - 피부의 표피층의 일부를 필링
  - 진공압과 베큠 기능을 가짐
  - 진공압의 강도에 따라 필링의 깊이를 조절 가능
  - 피부의 재생, 노화 관리, 여드름 scar 관리

② 화학적 필링

- AHA(alpha-hydroxy -acid) Peeling
  - 필링 중 가장 많이 사용되는 용제
  - 각질세포 사이의 응집력을 약화시켜 각질층의 두께를 얇아지게 함
  - pH, 농도, 도포 시간, 도포 강도에 따라서 강도가 달라짐
  - 피부의 재생을 촉진
  - 피부 노화의 예방, 노화 피부 개선 효과
- TCA(Trichloroacetic acid) Peeling
  - TCA 용액을 이용
  - 단백질을 응고시키는 작용
  - TCA의 농도, 바르는 양, 압력에 의해 필링의 깊이가 결정
- Coomb's Peeling (Jessner's Peeling)
  - 얕은 박피 (superficail peeling)의 기본 약제
  - 살리실산, 레소시놀, 락틱산을 배합
  - 여드름(농포)의 치료에 가장 많이 사용됨

- BHA Peeling(Salicylic peeling)
  - AHA에 비해서 자극적인 느낌이 약함
  - 화농성 여드름에 많이 적용
  - 예민 피부도 적용 가능
- Sea Herbal Peeling
  - 천연해초가루 + 활성용액
  - 피부의 죽은 세포와 침착된 색소를 제거
  - 강도 : 마사지 강도, 시간에 따라 결정

3. 필링 관리(Black Peel) ①

	관리순서	제품	사용 방법	비고
1	클렌징	로터스 클렌저	• 적당량의 젤과 물을 이용하여 거품을 풍부하게 만들어 가볍게 핸드링하고 해면으로 잔여물을 제거	
2	토너	로터스 토너	• 탈지솜에 적당량을 이용하여 잔여물을 부드럽게 제거	
3	필링	블랙필 클리어	• 유리볼에 1.5ml 정도의 양을 덜어 마른 브러시로 얼굴 전체를 도포 • 트러블 부위는 반복 도포 • 5분간 방치 후 부드럽게 제거	5분간 방치
4	중화	그린티 뉴트럴라이저	• 중화제를 얼굴에 도포하여 부드럽게 러빙 후 찬물로 제거	
5	압출	여드름 압출	• 여드름을 압출	확대경
6	1차 마스크	데콘 겔 마스크 + 썰파 마스크	• 데콘 겔 마스크를 얼굴 전체에 도포하고 여드름 부위에 썰파 마스크를 부분적으로 도포	
7	2차 마스크	세보하이드라 인퓨즈드마스크	• 1차 마스크 위에 도포	
8	마무리	모이스춰 듀 크림 썬 로션	• 크림으로 얼굴 전체 흡수 • 썬 로션으로 마무리	

4. 필링 관리(De Mela O_2 peel) ②

	관리순서	제품	사용 방법	비고
1	클렌징	로터스 클렌저	• 적당량의 젤과 물을 이용하여 거품을 풍부하게 만들어 가볍게 핸드링하고 해면으로 잔여물을 제거	
2	토너	로터스 토너	• 탈지솜에 적당량을 이용하여 잔여물을 부드럽게 제거	
3	필링 전처리	엑스 폴리에이터	• 엑스폴리에이터 2ml를 브러시를 이용해서 도포 후 2분간 방치 후 제거	
4	필링	디멜라 오투필 파우더 A + 액티베이디 B	• 파우더 A 2ml : 액티베이터 B 4ml 비율로 섞고 브러시를 이용해서 얼굴 전체 도포 • 산소 거품이 최대로 형성되면 거품을 붓으로 얼굴에 골고루 도포 후 2분간 마사지 한다. • 1분 정도 방치 후에 차가운 물에 적신 해면으로 제거	5분간 방치
5	중화	그린티 뉴트럴라이저	• 중화제를 얼굴에 도포하여 부드럽게 러빙 후 찬물로 제거	
6	앰플	바이오셀 액티브 C 세럼 + 기기관리	• 앰플을 5분간 침투한다. • 앰플을 5분간 침투한다.	이온 토프레시스
7	1차 마스크	디멜라 오투필 라이트닝 크림 마스크	• 디멜라 오투필 라이트닝 크림 • 마스크를 얼굴 전체 도포하고 10분 방치	
8	2차 마스크	비타민 C 크리스탈모델링 마스크	• 1차 마스크 위에 진정 고무 마스크를 도포	
9	마무리	디멜라 크림 썬 로션	• 크림으로 얼굴 전체 흡수 • 썬 로션으로 마무리	

2. 필링의 정의 및 분류 학습평가

1. 필링의 정의

2. 필링의 분류

(1) 시술 장소에 따른 분류

(2) 깊이에 따른 분류

(3) 방법에 따른 분류

① 물리적 필링

② 화학적 필링

3. 필링 관리(Black Peel) ①

	관리순서	제품	사용 방법	비고
1		로터스 클렌저	• 적당량의 젤과 물을 이용하여 거품을 풍부하게 만들어 가볍게 핸드링하고 해면으로 잔여물을 제거	
2		로터스 토너	• 탈지솜에 적당량을 이용하여 잔여물을 부드럽게 제거	
3		블랙필 클리어	• 유리볼에 1.5ml 정도의 양을 덜어 마른 브러시로 얼굴 전체를 도포 • 트러블 부위는 반복 도포 • 5분간 방치 후 부드럽게 제거	5분간 방치
4		그린티 뉴트럴라이저	• 중화제를 얼굴에 도포하여 부드럽게 러빙 후 찬물로 제거	
5		여드름 압출	• 여드름을 압출	확대경
6		데콘 겔 마스크 + 썰파 마스크	• 데콘 겔 마스크를 얼굴 전체에 도포하고 여드름 부위에 썰파 마스크를 부분적으로 도포	
7		세보하이드라 인퓨즈드마스크	• 1차 마스크 위에 도포	
8		모이스춰 듀 크림 썬 로션	• 크림으로 얼굴 전체 흡수 • 썬 로션으로 마무리	

4. 필링 관리(De Mela O_2 peel) ②

	관리순서	제품	사용 방법	비고
1		로터스 클렌저	• 적당량의 젤과 물을 이용하여 거품을 풍부하게 만들어 가볍게 핸드링하고 해면으로 잔여물을 제거	
2		로터스 토너	• 탈지솜에 적당량을 이용하여 잔여물을 부드럽게 제거	
3		엑스 폴리에이터	• 엑스폴리에이터 2ml를 브러시를 이용해서 도포 후 2분간 방치 후 제거	
4		디멜라 오투필 파우더 A + 액티베이터 B	• 파우더 A 2ml : 액티베이터 B 4ml 비율로 섞고 브러시를 이용해서 얼굴 전체 도포 • 산소 거품이 최대로 형성되면 거품을 붓으로 얼굴에 골고루 도포 후 2분간 마사지 한다. • 1분 정도 방치 후에 차가운 물에 적신 해면으로 제거	5분간 방치
5		그린티 뉴트럴라이저	• 중화제를 얼굴에 도포하여 부드럽게 러빙 후 찬물로 제거	
6		바이오셀 액티브 C 세럼 + 기기관리	• 앰플을 5분간 침투한다. • 앰플을 5분간 침투한다.	이온 토프레시스
7		디멜라 오투필 라이트닝 크림 마스크	• 디멜라 오투필 라이트닝 크림 • 마스크를 얼굴 전체 도포하고 10분 방지	
8		비타민 C 크리스탈모델링 마스크	• 1차 마스크 위에 진정 고무 마스크를 도포	
9		디멜라 크림 썬 로션	• 크림으로 얼굴 전체 흡수 • 썬 로션으로 마무리	

3. 학습정리 Point!

1. 필링의 정의

2. 물리적 필링의 분류

3. 화학적 필링의 분류

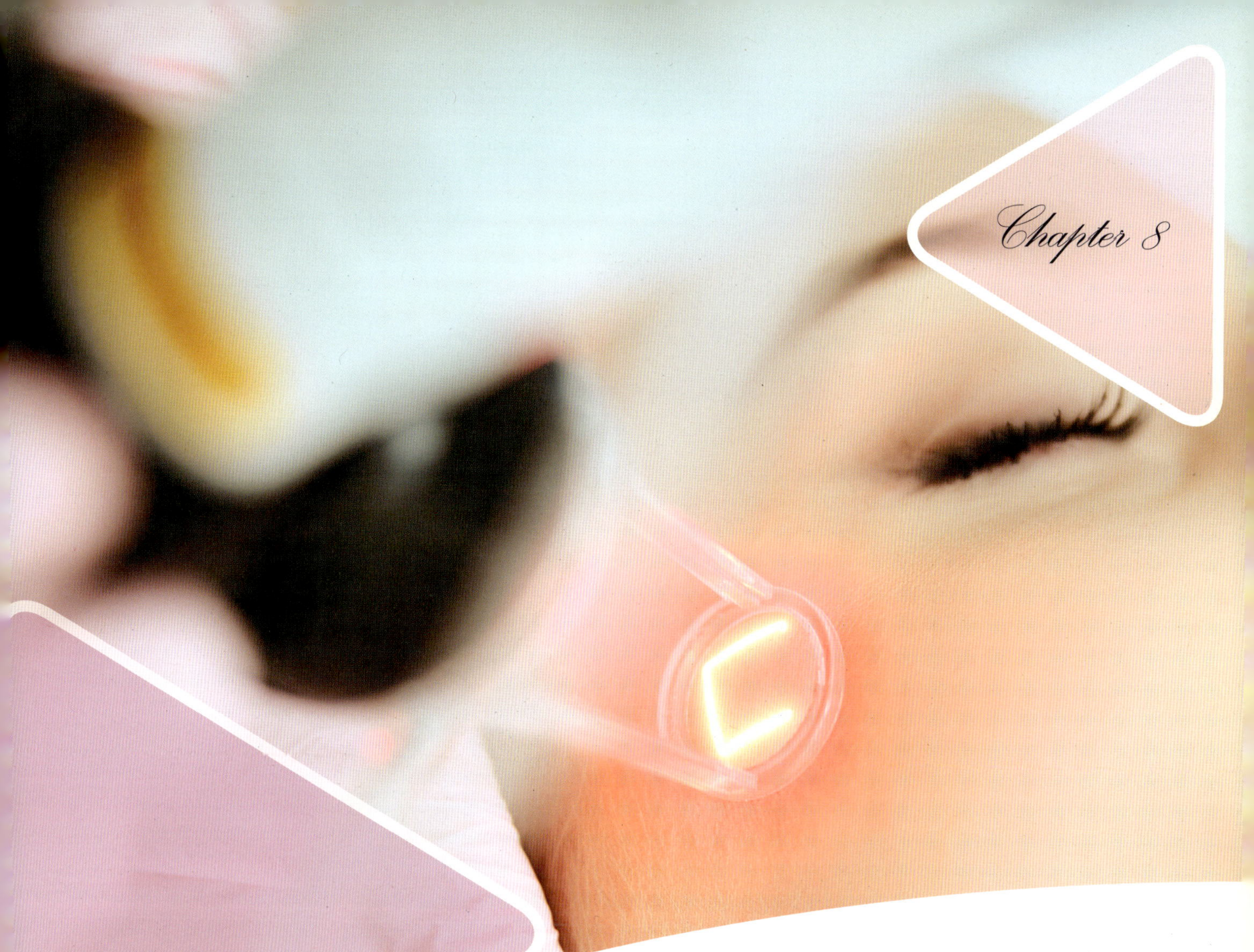

Chapter 8 레이저 치료

1. 레이저의 종류 학습정리
2. 레이저의 종류 학습평가
3. 학습정리 Point!

Chapter 8

레이저 치료

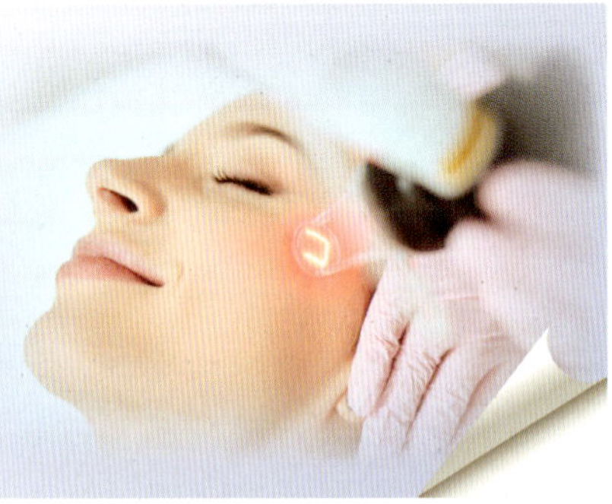

1. 레이저의 종류 학습정리

	종류	특징
색소	아꼴레이드	색소질환 레이저, 선택적 색소 치료
	엑셀브이	멀티 모드(3가지) 레이저. 색소, 혈관, 재생
	피코슈어	문신, 색소 질환, 여드름 색소 침착, 검버섯 치료
	레블라이트	PTP(광충격파 치료) 방식 레이저, 다양한 색소 치료, 문신제거
	멜라스타 루비	색소질환 레이저, 프락셔널 기능, 세가지(큐스위치, 프락셔널, 토닝) 치료 모드
리프팅	울세라	초음파 레이저, SMAS 층까지 침투, 안면거상 효과, 주름 개선
	써마지CPT/ FLX	고주파 레이저, 콜라겐 재생 촉진, 탄력 증가(목주름, 눈꺼풀 처짐)
	인모드	고주파 레이저, 지방제거 + 탄력개선, 피부 타이트닝 효과
	슈링크	초음파 레이저, 피부 타이트닝 효과, SMAS 층까지 침투
	올리지오	고주파 레이저, RF 전류를 이용한 콜라겐 재생 촉진, 주름 개선, 탄력 효과

	종류	특징
모공	DRT	심부박피치료법, 심부피부까지 에너지 전달, 재생 유도, 흉터, 모공, 주름, 튼살, 잡티 질환의 치료
	프락셀 듀얼	1550nm, 1927nm 파장의 레이저로 표피와 진피 질환을 동시에 치료, 여드름 흉터, 주름, 탄력
	미라젯	주사바늘 없는 약물 전달 시스템, 정량의 약물을 빠르고 균일하게 피부에 주입, 튼살, 색소, 흉터개선
	쥴(joule)	400~1500nm 넓은 파장대로 색소, 흉터, 박피 레이저
홍조	시너지	두 가지 파장이 결합되어 혈관성 피부질환, 색소를 동시에 치료
	엑셀브이	멀티 모드(3가지) 레이저. 색소, 혈관, 재생
	BBL	400nm~1400nm 파장대, 색소, 홍조 치료
흉터	프락셀 듀얼	1550nm, 1927nm 파장의 레이저로 표피와 진피 질환을 동시에 치료, 여드름 흉터, 여드름, 주름, 탄력
	미라젯	주사바늘 없는 약물 전달 시스템, 정량의 약물을 빠르고 균일하게 피부에 주입, 튼살, 색소, 흉터개선
	시너지	두 가지 파장이 결합되어 혈관성 피부질환, 색소를 동시에 치료
	DRT	심부박피치료법, 심부피부까지 에너지 전달, 재생 유도, 흉터, 모공, 주름, 튼살, 잡티 질환의 치료
	레가토 2	약물도포 후 초음파를 이용해서 진피층까지 약물을 전달 플라즈마 스파크를 이용(바늘 역할)
여드름	네오빔	피지선을 파괴, 피지선의 정상적인 회복을 유도
	프락셀 듀얼	550nm, 1927nm 파장의 레이저로 표피와 진피 질환을 동시에 치료, 여드름 흉터, 여드름, 주름, 탄력
	DRT	심부박피치료법, 심부피부까지 에너지 전달, 재생 유도, 흉터, 모공, 주름, 튼살, 잡티 질환의 치료
	쥴(joule)	400~1500nm 넓은 파장대로 색소, 흉터, 박피 레이저

2. 레이저의 종류 학습평가

	종류	특징
색소		
리프팅		
모공		
홍조		
흉터		
여드름		

3. 학습정리 Point!

1. 레이저의 종류를 정리하세요.

Memo

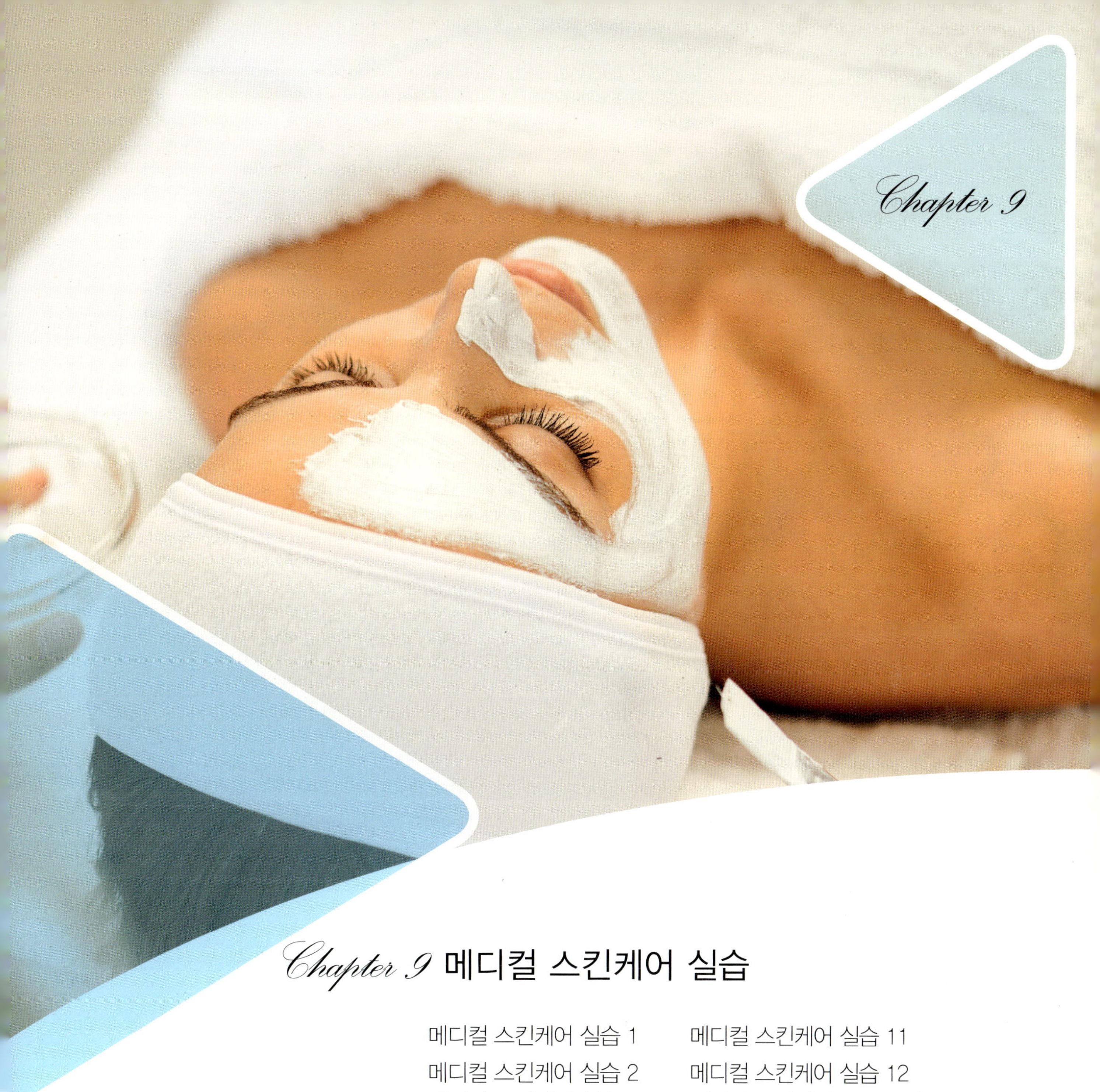

Chapter 9 메디컬 스킨케어 실습

메디컬 스킨케어 실습 1

담당자 : ___________

1. 고객 정보		
① 고객이름		비고
② 고객연락처		
③ 생년월일		나이 :
④ 직업		
⑤ E−mail		
⑥ 주소		

2. 고객 생활 습관				
① 피부 알러지	□ Y □ N □ Y □ N	⑤ 수면 상태	취침 시간	_________시
			숙면 여부	□ Y □ N
② 다이어트(Y/N)	□ Y □ N	⑥ 운동(Y/N)		□ Y □ N
③ 흡연(Y/N)	□ Y □ N	⑦ 건강상태(약복용)(Y/N)		□ Y □ N
④ 음주(Y/N)	□ Y □ N	⑧ 스트레스 강도		□ 상 □ 중 □ 하

3. 클렌징 습관	
세안제의 종류 (중복가능)	□ 클렌징 로션 □ 클렌징 크림 □ 클렌징 오일 □ 클렌징 워터 □ 폼클렌징

4. 사용제품 및 피부 관리 경험	
① 사용제품	
② 피부관리 경험	□ Y □ N

5. 피부 진단 정보(문진, 견진, 촉진)				
① 피부 타입	□ 건성	□ 지성	□ 중성	□ 복합성
② 피지 분비	□ 많음	□ 보통	□ 적음	
③ 수분 상태	□ 건조	□ 적절	□ 충분	
④ 각질 상태	□ 유	□ 무		
⑤ 여드름	□ 유	□ 무		
• 여드름 종류	□ 블렉헤드	□ 화이트헤드	□ 구진성	□ 농포성
⑥ 피부 붉음	□ 심함	□ 적절	□ 없음	
⑦ 피부 색소	□ 유	□ 무		
• 피부 색소 종류	□ 기미 □ 기타 (	□ 주근깨	□ 검버섯)	□ 염증 후 색소

6. 관리 프로그램(관리 순서, 사용기기)

7. 피부 상태

8. 홈케어 조언

9. 고객 소감

메디컬 스킨케어 실습 2

담당자 : ____________

1. 고객 정보		
① 고객이름		비고
② 고객연락처		
③ 생년월일		나이 :
④ 직업		
⑤ E-mail		
⑥ 주소		

2. 고객 생활 습관				
① 피부 알러지	□ Y □ N □ Y □ N	⑤ 수면 상태	취침 시간	________시
			숙면 여부	□ Y □ N
② 다이어트(Y/N)	□ Y □ N	⑥ 운동(Y/N)		□ Y □ N
③ 흡연(Y/N)	□ Y □ N	⑦ 건강상태(약복용)(Y/N)		□ Y □ N
④ 음주(Y/N)	□ Y □ N	⑧ 스트레스 강도		□ 상 □ 중 □ 하

3. 클렌징 습관	
세안제의 종류 (중복가능)	□ 클렌징 로션 □ 클렌징 크림 □ 클렌징 오일 □ 클렌징 워터 □ 폼클렌징

4. 사용제품 및 피부 관리 경험	
① 사용제품	
② 피부관리 경험	□ Y □ N

5. 피부 진단 정보(문진, 견진, 촉진)				
① 피부 타입	☐ 건성	☐ 지성	☐ 중성	☐ 복합성
② 피지 분비	☐ 많음	☐ 보통	☐ 적음	
③ 수분 상태	☐ 건조	☐ 적절	☐ 충분	
④ 각질 상태	☐ 유	☐ 무		
⑤ 여드름	☐ 유	☐ 무		
• 여드름 종류	☐ 블렉헤드	☐ 화이트헤드	☐ 구진성	☐ 농포성
⑥ 피부 붉음	☐ 심함	☐ 적절	☐ 없음	
⑦ 피부 색소	☐ 유	☐ 무		
• 피부 색소 종류	☐ 기미 ☐ 기타 (	☐ 주근깨	☐ 검버섯)	☐ 염증 후 색소
6. 관리 프로그램(관리 순서, 사용기기)				

7. 피부 상태
8. 홈케어 조언
9. 고객 소감

메디컬 스킨케어 실습 3

담당자 : __________

1. 고객 정보		
① 고객이름		비고
② 고객연락처		
③ 생년월일		나이 :
④ 직업		
⑤ E-mail		
⑥ 주소		

2. 고객 생활 습관				
① 피부 알러지	□ Y □ N □ Y □ N	⑤ 수면 상태	취침 시간	________시
			숙면 여부	□ Y □ N
② 다이어트(Y/N)	□ Y □ N	⑥ 운동(Y/N)		□ Y □ N
③ 흡연(Y/N)	□ Y □ N	⑦ 건강상태(약복용)(Y/N)		□ Y □ N
④ 음주(Y/N)	□ Y □ N	⑧ 스트레스 강도		□ 상 □ 중 □ 하

3. 클렌징 습관	
세안제의 종류 (중복가능)	□ 클렌징 로션 □ 클렌징 크림 □ 클렌징 오일 □ 클렌징 워터 □ 폼클렌징

4. 사용제품 및 피부 관리 경험	
① 사용제품	
② 피부관리 경험	□ Y □ N

5. 피부 진단 정보(문진, 견진, 촉진)				
① 피부 타입	□ 건성	□ 지성	□ 중성	□ 복합성
② 피지 분비	□ 많음	□ 보통	□ 적음	
③ 수분 상태	□ 건조	□ 적절	□ 충분	
④ 각질 상태	□ 유	□ 무		
⑤ 여드름	□ 유	□ 무		
• 여드름 종류	□ 블랙헤드	□ 화이트헤드	□ 구진성	□ 농포성
⑥ 피부 붉음	□ 심함	□ 적절	□ 없음	
⑦ 피부 색소	□ 유	□ 무		
• 피부 색소 종류	□ 기미 □ 기타 (	□ 주근깨	□ 검버섯)	□ 염증 후 색소

6. 관리 프로그램(관리 순서, 사용기기)

7. 피부 상태

8. 홈케어 조언

9. 고객 소감

메디컬 스킨케어 실습 4

담당자 : ____________

<table>
<tr><th colspan="5">1. 고객 정보</th></tr>
<tr><td>① 고객이름</td><td colspan="3"></td><td>비고</td></tr>
<tr><td>② 고객연락처</td><td colspan="3"></td><td></td></tr>
<tr><td>③ 생년월일</td><td colspan="3"></td><td>나이 :</td></tr>
<tr><td>④ 직업</td><td colspan="3"></td><td></td></tr>
<tr><td>⑤ E-mail</td><td colspan="3"></td><td></td></tr>
<tr><td>⑥ 주소</td><td colspan="3"></td><td></td></tr>
<tr><th colspan="5">2. 고객 생활 습관</th></tr>
<tr><td rowspan="2">① 피부 알러지</td><td rowspan="2">□ Y □ N
□ Y □ N</td><td rowspan="2">⑤ 수면 상태</td><td>취침 시간</td><td>__________시</td></tr>
<tr><td>숙면 여부</td><td>□ Y □ N</td></tr>
<tr><td>② 다이어트(Y/N)</td><td>□ Y □ N</td><td colspan="2">⑥ 운동(Y/N)</td><td>□ Y □ N</td></tr>
<tr><td>③ 흡연(Y/N)</td><td>□ Y □ N</td><td colspan="2">⑦ 건강상태(약복용)(Y/N)</td><td>□ Y □ N</td></tr>
<tr><td>④ 음주(Y/N)</td><td>□ Y □ N</td><td colspan="2">⑧ 스트레스 강도</td><td>□ 상 □ 중 □ 하</td></tr>
<tr><th colspan="5">3. 클렌징 습관</th></tr>
<tr><td>세안제의 종류
(중복가능)</td><td colspan="4">□ 클렌징 로션 □ 클렌징 크림 □ 클렌징 오일 □ 클렌징 워터
□ 폼클렌징</td></tr>
<tr><th colspan="5">4. 사용제품 및 피부 관리 경험</th></tr>
<tr><td>① 사용제품</td><td colspan="4"></td></tr>
<tr><td>② 피부관리 경험</td><td colspan="4">□ Y □ N</td></tr>
</table>

5. 피부 진단 정보(문진, 견진, 촉진)				
① 피부 타입	□ 건성	□ 지성	□ 중성	□ 복합성
② 피지 분비	□ 많음	□ 보통	□ 적음	
③ 수분 상태	□ 건조	□ 적절	□ 충분	
④ 각질 상태	□ 유	□ 무		
⑤ 여드름	□ 유	□ 무		
• 여드름 종류	□ 블렉헤드	□ 화이트헤드	□ 구진성	□ 농포성
⑥ 피부 붉음	□ 심함	□ 적절	□ 없음	
⑦ 피부 색소	□ 유	□ 무		
• 피부 색소 종류	□ 기미 □ 기타 (	□ 주근깨	□ 검버섯)	□ 염증 후 색소

6. 관리 프로그램(관리 순서, 사용기기)

7. 피부 상태
8. 홈케어 조언
9. 고객 소감

메디컬 스킨케어 실습 5

담당자 : __________

<table>
<tr><th colspan="5">1. 고객 정보</th></tr>
<tr><td>① 고객이름</td><td colspan="3"></td><td>비고</td></tr>
<tr><td>② 고객연락처</td><td colspan="3"></td><td></td></tr>
<tr><td>③ 생년월일</td><td colspan="3"></td><td>나이 :</td></tr>
<tr><td>④ 직업</td><td colspan="3"></td><td></td></tr>
<tr><td>⑤ E-mail</td><td colspan="3"></td><td></td></tr>
<tr><td>⑥ 주소</td><td colspan="3"></td><td></td></tr>
<tr><th colspan="5">2. 고객 생활 습관</th></tr>
<tr><td rowspan="2">① 피부 알러지</td><td rowspan="2">□ Y □ N
□ Y □ N</td><td rowspan="2">⑤ 수면 상태</td><td>취침 시간</td><td>________시</td></tr>
<tr><td>숙면 여부</td><td>□ Y □ N</td></tr>
<tr><td>② 다이어트(Y/N)</td><td>□ Y □ N</td><td colspan="2">⑥ 운동(Y/N)</td><td>□ Y □ N</td></tr>
<tr><td>③ 흡연(Y/N)</td><td>□ Y □ N</td><td colspan="2">⑦ 건강상태(약복용)(Y/N)</td><td>□ Y □ N</td></tr>
<tr><td>④ 음주(Y/N)</td><td>□ Y □ N</td><td colspan="2">⑧ 스트레스 강도</td><td>□ 상 □ 중 □ 하</td></tr>
<tr><th colspan="5">3. 클렌징 습관</th></tr>
<tr><td>세안제의 종류
(중복가능)</td><td colspan="4">□ 클렌징 로션 □ 클렌징 크림 □ 클렌징 오일 □ 클렌징 워터
□ 폼클렌징</td></tr>
<tr><th colspan="5">4. 사용제품 및 피부 관리 경험</th></tr>
<tr><td>① 사용제품</td><td colspan="4"></td></tr>
<tr><td>② 피부관리 경험</td><td colspan="4">□ Y □ N</td></tr>
</table>

<table>
<tr><th colspan="5">5. 피부 진단 정보(문진, 견진, 촉진)</th></tr>
<tr><td>① 피부 타입</td><td>□ 건성</td><td>□ 지성</td><td>□ 중성</td><td>□ 복합성</td></tr>
<tr><td>② 피지 분비</td><td>□ 많음</td><td>□ 보통</td><td>□ 적음</td><td></td></tr>
<tr><td>③ 수분 상태</td><td>□ 건조</td><td>□ 적절</td><td>□ 충분</td><td></td></tr>
<tr><td>④ 각질 상태</td><td>□ 유</td><td>□ 무</td><td></td><td></td></tr>
<tr><td>⑤ 여드름</td><td>□ 유</td><td>□ 무</td><td></td><td></td></tr>
<tr><td>• 여드름 종류</td><td>□ 블렉헤드</td><td>□ 화이트헤드</td><td>□ 구진성</td><td>□ 농포성</td></tr>
<tr><td>⑥ 피부 붉음</td><td>□ 심함</td><td>□ 적절</td><td>□ 없음</td><td></td></tr>
<tr><td>⑦ 피부 색소</td><td>□ 유</td><td>□ 무</td><td></td><td></td></tr>
<tr><td>• 피부 색소 종류</td><td>□ 기미
□ 기타 (</td><td>□ 주근깨</td><td>□ 검버섯
)</td><td>□ 염증 후 색소</td></tr>
<tr><th colspan="5">6. 관리 프로그램(관리 순서, 사용기기)</th></tr>
<tr><td colspan="5"></td></tr>
</table>

7. 피부 상태

8. 홈케어 조언

9. 고객 소감

메디컬 스킨케어 실습 6

담당자 : ___________

1. 고객 정보		
① 고객이름		비고
② 고객연락처		
③ 생년월일		나이 :
④ 직업		
⑤ E-mail		
⑥ 주소		

<table>
<tr><th colspan="5">2. 고객 생활 습관</th></tr>
<tr><td rowspan="2">① 피부 알러지</td><td rowspan="2">□ Y □ N
□ Y □ N</td><td rowspan="2">⑤ 수면 상태</td><td>취침 시간</td><td>__________시</td></tr>
<tr><td>숙면 여부</td><td>□ Y □ N</td></tr>
<tr><td>② 다이어트(Y/N)</td><td>□ Y □ N</td><td colspan="2">⑥ 운동(Y/N)</td><td>□ Y □ N</td></tr>
<tr><td>③ 흡연(Y/N)</td><td>□ Y □ N</td><td colspan="2">⑦ 건강상태(약복용)(Y/N)</td><td>□ Y □ N</td></tr>
<tr><td>④ 음주(Y/N)</td><td>□ Y □ N</td><td colspan="2">⑧ 스트레스 강도</td><td>□ 상 □ 중 □ 하</td></tr>
</table>

3. 클렌징 습관	
세안제의 종류 (중복가능)	□ 클렌징 로션 □ 클렌징 크림 □ 클렌징 오일 □ 클렌징 워터 □ 폼클렌징

4. 사용제품 및 피부 관리 경험	
① 사용제품	
② 피부관리 경험	□ Y □ N

<table>
<tr><th colspan="5">5. 피부 진단 정보(문진, 견진, 촉진)</th></tr>
<tr><td>① 피부 타입</td><td>□ 건성</td><td>□ 지성</td><td>□ 중성</td><td>□ 복합성</td></tr>
<tr><td>② 피지 분비</td><td>□ 많음</td><td>□ 보통</td><td>□ 적음</td><td></td></tr>
<tr><td>③ 수분 상태</td><td>□ 건조</td><td>□ 적절</td><td>□ 충분</td><td></td></tr>
<tr><td>④ 각질 상태</td><td>□ 유</td><td>□ 무</td><td></td><td></td></tr>
<tr><td>⑤ 여드름</td><td>□ 유</td><td>□ 무</td><td></td><td></td></tr>
<tr><td>• 여드름 종류</td><td>□ 블렉헤드</td><td>□ 화이트헤드</td><td>□ 구진성</td><td>□ 농포성</td></tr>
<tr><td>⑥ 피부 붉음</td><td>□ 심함</td><td>□ 적절</td><td>□ 없음</td><td></td></tr>
<tr><td>⑦ 피부 색소</td><td>□ 유</td><td>□ 무</td><td></td><td></td></tr>
<tr><td>• 피부 색소 종류</td><td>□ 기미
□ 기타 (</td><td>□ 주근깨</td><td>□ 검버섯
)</td><td>□ 염증 후 색소</td></tr>
<tr><th colspan="5">6. 관리 프로그램(관리 순서, 사용기기)</th></tr>
<tr><td colspan="5"></td></tr>
</table>

7. 피부 상태

8. 홈케어 조언

9. 고객 소감

메디컬 스킨케어 실습 7

담당자 : ___________

1. 고객 정보		
① 고객이름		비고
② 고객연락처		
③ 생년월일		나이 :
④ 직업		
⑤ E-mail		
⑥ 주소		

2. 고객 생활 습관				
① 피부 알러지	□ Y □ N □ Y □ N	⑤ 수면 상태	취침 시간	_________시
			숙면 여부	□ Y □ N
② 다이어트(Y/N)	□ Y □ N	⑥ 운동(Y/N)		□ Y □ N
③ 흡연(Y/N)	□ Y □ N	⑦ 건강상태(약복용)(Y/N)		□ Y □ N
④ 음주(Y/N)	□ Y □ N	⑧ 스트레스 강도		□ 상 □ 중 □ 하

3. 클렌징 습관	
세안제의 종류 (중복가능)	□ 클렌징 로션 □ 클렌징 크림 □ 클렌징 오일 □ 클렌징 워터 □ 폼클렌징

4. 사용제품 및 피부 관리 경험	
① 사용제품	
② 피부관리 경험	□ Y □ N

5. 피부 진단 정보(문진, 견진, 촉진)				
① 피부 타입	□ 건성	□ 지성	□ 중성	□ 복합성
② 피지 분비	□ 많음	□ 보통	□ 적음	
③ 수분 상태	□ 건조	□ 적절	□ 충분	
④ 각질 상태	□ 유	□ 무		
⑤ 여드름	□ 유	□ 무		
• 여드름 종류	□ 블렉헤드	□ 화이트헤드	□ 구진성	□ 농포성
⑥ 피부 붉음	□ 심함	□ 적절	□ 없음	
⑦ 피부 색소	□ 유	□ 무		
• 피부 색소 종류	□ 기미 □ 기타 (	□ 주근깨	□ 검버섯)	□ 염증 후 색소

6. 관리 프로그램(관리 순서, 사용기기)

7. 피부 상태

8. 홈케어 조언

9. 고객 소감

메디컬 스킨케어 실습 8

담당자 : ___________

<table>
<tr><th colspan="3">1. 고객 정보</th></tr>
<tr><td>① 고객이름</td><td></td><td>비고</td></tr>
<tr><td>② 고객연락처</td><td></td><td></td></tr>
<tr><td>③ 생년월일</td><td></td><td>나이 :</td></tr>
<tr><td>④ 직업</td><td></td><td></td></tr>
<tr><td>⑤ E-mail</td><td></td><td></td></tr>
<tr><td>⑥ 주소</td><td></td><td></td></tr>
</table>

<table>
<tr><th colspan="5">2. 고객 생활 습관</th></tr>
<tr><td rowspan="2">① 피부 알러지</td><td rowspan="2">□ Y □ N
□ Y □ N</td><td rowspan="2">⑤ 수면 상태</td><td>취침 시간</td><td>__________시</td></tr>
<tr><td>숙면 여부</td><td>□ Y □ N</td></tr>
<tr><td>② 다이어트(Y/N)</td><td>□ Y □ N</td><td colspan="2">⑥ 운동(Y/N)</td><td>□ Y □ N</td></tr>
<tr><td>③ 흡연(Y/N)</td><td>□ Y □ N</td><td colspan="2">⑦ 건강상태(약복용)(Y/N)</td><td>□ Y □ N</td></tr>
<tr><td>④ 음주(Y/N)</td><td>□ Y □ N</td><td colspan="2">⑧ 스트레스 강도</td><td>□ 상 □ 중 □ 하</td></tr>
</table>

<table>
<tr><th colspan="2">3. 클렌징 습관</th></tr>
<tr><td>세안제의 종류
(중복가능)</td><td>□ 클렌징 로션 □ 클렌징 크림 □ 클렌징 오일 □ 클렌징 워터
□ 폼클렌징</td></tr>
</table>

<table>
<tr><th colspan="2">4. 사용제품 및 피부 관리 경험</th></tr>
<tr><td>① 사용제품</td><td></td></tr>
<tr><td>② 피부관리 경험</td><td>□ Y □ N</td></tr>
</table>

5. 피부 진단 정보(문진, 견진, 촉진)				
① 피부 타입	□ 건성	□ 지성	□ 중성	□ 복합성
② 피지 분비	□ 많음	□ 보통	□ 적음	
③ 수분 상태	□ 건조	□ 적절	□ 충분	
④ 각질 상태	□ 유	□ 무		
⑤ 여드름	□ 유	□ 무		
• 여드름 종류	□ 블렉헤드	□ 화이트헤드	□ 구진성	□ 농포성
⑥ 피부 붉음	□ 심함	□ 적절	□ 없음	
⑦ 피부 색소	□ 유	□ 무		
• 피부 색소 종류	□ 기미 □ 기타 (	□ 주근깨	□ 검버섯)	□ 염증 후 색소

6. 관리 프로그램(관리 순서, 사용기기)

7. 피부 상태
8. 홈케어 조언
9. 고객 소감

메디컬 스킨케어 실습 9

담당자 : ________

<table>
<tr><th colspan="3">1. 고객 정보</th></tr>
<tr><td>① 고객이름</td><td></td><td>비고</td></tr>
<tr><td>② 고객연락처</td><td></td><td></td></tr>
<tr><td>③ 생년월일</td><td></td><td>나이 :</td></tr>
<tr><td>④ 직업</td><td></td><td></td></tr>
<tr><td>⑤ E-mail</td><td></td><td></td></tr>
<tr><td>⑥ 주소</td><td></td><td></td></tr>
</table>

<table>
<tr><th colspan="5">2. 고객 생활 습관</th></tr>
<tr><td rowspan="2">① 피부 알러지</td><td rowspan="2">□ Y □ N
□ Y □ N</td><td rowspan="2">⑤ 수면 상태</td><td>취침 시간</td><td>________시</td></tr>
<tr><td>숙면 여부</td><td>□ Y □ N</td></tr>
<tr><td>② 다이어트(Y/N)</td><td>□ Y □ N</td><td colspan="2">⑥ 운동(Y/N)</td><td>□ Y □ N</td></tr>
<tr><td>③ 흡연(Y/N)</td><td>□ Y □ N</td><td colspan="2">⑦ 건강상태(약복용)(Y/N)</td><td>□ Y □ N</td></tr>
<tr><td>④ 음주(Y/N)</td><td>□ Y □ N</td><td colspan="2">⑧ 스트레스 강도</td><td>□ 상 □ 중 □ 하</td></tr>
</table>

<table>
<tr><th colspan="2">3. 클렌징 습관</th></tr>
<tr><td>세안제의 종류
(중복가능)</td><td>□ 클렌징 로션 □ 클렌징 크림 □ 클렌징 오일 □ 클렌징 워터
□ 폼클렌징</td></tr>
</table>

<table>
<tr><th colspan="2">4. 사용제품 및 피부 관리 경험</th></tr>
<tr><td>① 사용제품</td><td></td></tr>
<tr><td>② 피부관리 경험</td><td>□ Y □ N</td></tr>
</table>

5. 피부 진단 정보(문진, 견진, 촉진)				
① 피부 타입	□ 건성	□ 지성	□ 중성	□ 복합성
② 피지 분비	□ 많음	□ 보통	□ 적음	
③ 수분 상태	□ 건조	□ 적절	□ 충분	
④ 각질 상태	□ 유	□ 무		
⑤ 여드름	□ 유	□ 무		
• 여드름 종류	□ 블렉헤드	□ 화이트헤드	□ 구진성	□ 농포성
⑥ 피부 붉음	□ 심함	□ 적절	□ 없음	
⑦ 피부 색소	□ 유	□ 무		
• 피부 색소 종류	□ 기미 □ 기타 (	□ 주근깨	□ 검버섯)	□ 염증 후 색소

6. 관리 프로그램(관리 순서, 사용기기)

7. 피부 상태

8. 홈케어 조언

9. 고객 소감

메디컬 스킨케어 실습 10

담당자 : ___________

1. 고객 정보		
① 고객이름		비고
② 고객연락처		
③ 생년월일		나이 :
④ 직업		
⑤ E-mail		
⑥ 주소		

2. 고객 생활 습관				
① 피부 알러지	□ Y □ N □ Y □ N	⑤ 수면 상태	취침 시간	________시
			숙면 여부	□ Y □ N
② 다이어트(Y/N)	□ Y □ N	⑥ 운동(Y/N)		□ Y □ N
③ 흡연(Y/N)	□ Y □ N	⑦ 건강상태(약복용)(Y/N)		□ Y □ N
④ 음주(Y/N)	□ Y □ N	⑧ 스트레스 강도		□ 상 □ 중 □ 하

3. 클렌징 습관	
세안제의 종류 (중복가능)	□ 클렌징 로션 □ 클렌징 크림 □ 클렌징 오일 □ 클렌징 워터 □ 폼클렌징

4. 사용제품 및 피부 관리 경험	
① 사용제품	
② 피부관리 경험	□ Y □ N

5. 피부 진단 정보(문진, 견진, 촉진)				
① 피부 타입	□ 건성	□ 지성	□ 중성	□ 복합성
② 피지 분비	□ 많음	□ 보통	□ 적음	
③ 수분 상태	□ 건조	□ 적절	□ 충분	
④ 각질 상태	□ 유	□ 무		
⑤ 여드름	□ 유	□ 무		
• 여드름 종류	□ 블랙헤드	□ 화이트헤드	□ 구진성	□ 농포성
⑥ 피부 붉음	□ 심함	□ 적절	□ 없음	
⑦ 피부 색소	□ 유	□ 무		
• 피부 색소 종류	□ 기미 □ 기타 (	□ 주근깨	□ 검버섯)	□ 염증 후 색소
6. 관리 프로그램(관리 순서, 사용기기)				

7. 피부 상태
8. 홈케어 조언
9. 고객 소김

메디컬 스킨케어 실습 11

담당자 : ________

1. 고객 정보		
① 고객이름		비고
② 고객연락처		
③ 생년월일		나이 :
④ 직업		
⑤ E-mail		
⑥ 주소		

2. 고객 생활 습관				
① 피부 알러지	□ Y □ N □ Y □ N	⑤ 수면 상태	취침 시간	________시
			숙면 여부	□ Y □ N
② 다이어트(Y/N)	□ Y □ N	⑥ 운동(Y/N)		□ Y □ N
③ 흡연(Y/N)	□ Y □ N	⑦ 건강상태(약복용)(Y/N)		□ Y □ N
④ 음주(Y/N)	□ Y □ N	⑧ 스트레스 강도		□ 상 □ 중 □ 하

3. 클렌징 습관	
세안제의 종류 (중복가능)	□ 클렌징 로션 □ 클렌징 크림 □ 클렌징 오일 □ 클렌징 워터 □ 폼클렌징

4. 사용제품 및 피부 관리 경험	
① 사용제품	
② 피부관리 경험	□ Y □ N

5. 피부 진단 정보(문진, 견진, 촉진)				
① 피부 타입	□ 건성	□ 지성	□ 중성	□ 복합성
② 피지 분비	□ 많음	□ 보통	□ 적음	
③ 수분 상태	□ 건조	□ 적절	□ 충분	
④ 각질 상태	□ 유	□ 무		
⑤ 여드름	□ 유	□ 무		
• 여드름 종류	□ 블렉헤드	□ 화이트헤드	□ 구진성	□ 농포성
⑥ 피부 붉음	□ 심함	□ 적절	□ 없음	
⑦ 피부 색소	□ 유	□ 무		
• 피부 색소 종류	□ 기미 □ 기타 (	□ 주근깨	□ 검버섯)	□ 염증 후 색소

6. 관리 프로그램(관리 순서, 사용기기)

7. 피부 상태

8. 홈케어 조언

9. 고객 소감

메디컬 스킨케어 실습 12

담당자 : ___________

<table>
<tr><th colspan="5">1. 고객 정보</th></tr>
<tr><td>① 고객이름</td><td colspan="3"></td><td>비고</td></tr>
<tr><td>② 고객연락처</td><td colspan="3"></td><td></td></tr>
<tr><td>③ 생년월일</td><td colspan="3"></td><td>나이 :</td></tr>
<tr><td>④ 직업</td><td colspan="3"></td><td></td></tr>
<tr><td>⑤ E-mail</td><td colspan="3"></td><td></td></tr>
<tr><td>⑥ 주소</td><td colspan="3"></td><td></td></tr>
<tr><th colspan="5">2. 고객 생활 습관</th></tr>
<tr><td rowspan="2">① 피부 알러지</td><td rowspan="2">□ Y □ N
□ Y □ N</td><td rowspan="2">⑤ 수면 상태</td><td>취침 시간</td><td>________시</td></tr>
<tr><td>숙면 여부</td><td>□ Y □ N</td></tr>
<tr><td>② 다이어트(Y/N)</td><td>□ Y □ N</td><td colspan="2">⑥ 운동(Y/N)</td><td>□ Y □ N</td></tr>
<tr><td>③ 흡연(Y/N)</td><td>□ Y □ N</td><td colspan="2">⑦ 건강상태(약복용)(Y/N)</td><td>□ Y □ N</td></tr>
<tr><td>④ 음주(Y/N)</td><td>□ Y □ N</td><td colspan="2">⑧ 스트레스 강도</td><td>□ 상 □ 중 □ 하</td></tr>
<tr><th colspan="5">3. 클렌징 습관</th></tr>
<tr><td>세안제의 종류
(중복가능)</td><td colspan="4">□ 클렌징 로션 □ 클렌징 크림 □ 클렌징 오일 □ 클렌징 워터
□ 폼클렌징</td></tr>
<tr><th colspan="5">4. 사용제품 및 피부 관리 경험</th></tr>
<tr><td>① 사용제품</td><td colspan="4"></td></tr>
<tr><td>② 피부관리 경험</td><td colspan="4">□ Y □ N</td></tr>
</table>

5. 피부 진단 정보(문진, 견진, 촉진)				
① 피부 타입	□ 건성	□ 지성	□ 중성	□ 복합성
② 피지 분비	□ 많음	□ 보통	□ 적음	
③ 수분 상태	□ 건조	□ 적절	□ 충분	
④ 각질 상태	□ 유	□ 무		
⑤ 여드름	□ 유	□ 무		
• 여드름 종류	□ 블렉헤드	□ 화이트헤드	□ 구진성	□ 농포성
⑥ 피부 붉음	□ 심함	□ 적절	□ 없음	
⑦ 피부 색소	□ 유	□ 무		
• 피부 색소 종류	□ 기미 □ 기타 (	□ 주근깨	□ 검버섯)	□ 염증 후 색소

6. 관리 프로그램(관리 순서, 사용기기)

7. 피부 상태
8. 홈케어 조언
9. 고객 소감

메디컬 스킨케어 실습 13

담당자 : ___________

1. 고객 정보		
① 고객이름		비고
② 고객연락처		
③ 생년월일		나이 :
④ 직업		
⑤ E-mail		
⑥ 주소		

2. 고객 생활 습관				
① 피부 알러지	□ Y □ N □ Y □ N	⑤ 수면 상태	취침 시간	_________시
			숙면 여부	□ Y □ N
② 다이어트(Y/N)	□ Y □ N	⑥ 운동(Y/N)		□ Y □ N
③ 흡연(Y/N)	□ Y □ N	⑦ 건강상태(약복용)(Y/N)		□ Y □ N
④ 음주(Y/N)	□ Y □ N	⑧ 스트레스 강도		□ 상 □ 중 □ 하

3. 클렌징 습관	
세안제의 종류 (중복가능)	□ 클렌징 로션 □ 클렌징 크림 □ 클렌징 오일 □ 클렌징 워터 □ 폼클렌징

4. 사용제품 및 피부 관리 경험	
① 사용제품	
② 피부관리 경험	□ Y □ N

5. 피부 진단 정보(문진, 견진, 촉진)				
① 피부 타입	□ 건성	□ 지성	□ 중성	□ 복합성
② 피지 분비	□ 많음	□ 보통	□ 적음	
③ 수분 상태	□ 건조	□ 적절	□ 충분	
④ 각질 상태	□ 유	□ 무		
⑤ 여드름	□ 유	□ 무		
• 여드름 종류	□ 블렉헤드	□ 화이트헤드	□ 구진성	□ 농포성
⑥ 피부 붉음	□ 심함	□ 적절	□ 없음	
⑦ 피부 색소	□ 유	□ 무		
• 피부 색소 종류	□ 기미 □ 기타 (	□ 주근깨	□ 검버섯)	□ 염증 후 색소

6. 관리 프로그램(관리 순서, 사용기기)

7. 피부 상태
8. 홈케어 조언
9. 고객 소감

메디컬 스킨케어 실습 14

담당자 : ____________

<table>
<tr><th colspan="3">1. 고객 정보</th></tr>
<tr><td>① 고객이름</td><td></td><td>비고</td></tr>
<tr><td>② 고객연락처</td><td></td><td></td></tr>
<tr><td>③ 생년월일</td><td></td><td>나이 :</td></tr>
<tr><td>④ 직업</td><td></td><td></td></tr>
<tr><td>⑤ E−mail</td><td></td><td></td></tr>
<tr><td>⑥ 주소</td><td></td><td></td></tr>
</table>

<table>
<tr><th colspan="5">2. 고객 생활 습관</th></tr>
<tr><td rowspan="2">① 피부 일러지</td><td rowspan="2">□ Y □ N
□ Y □ N</td><td rowspan="2">⑤ 수면 상태</td><td>취침 시간</td><td>__________시</td></tr>
<tr><td>숙면 여부</td><td>□ Y □ N</td></tr>
<tr><td>② 다이어트(Y/N)</td><td>□ Y □ N</td><td colspan="2">⑥ 운동(Y/N)</td><td>□ Y □ N</td></tr>
<tr><td>③ 흡연(Y/N)</td><td>□ Y □ N</td><td colspan="2">⑦ 건강상태(약복용)(Y/N)</td><td>□ Y □ N</td></tr>
<tr><td>④ 음주(Y/N)</td><td>□ Y □ N</td><td colspan="2">⑧ 스트레스 강도</td><td>□ 상 □ 중 □ 하</td></tr>
</table>

<table>
<tr><th colspan="2">3. 클렌징 습관</th></tr>
<tr><td>세안제의 종류
(중복가능)</td><td>□ 클렌징 로션 □ 클렌징 크림 □ 클렌징 오일 □ 클렌징 워터
□ 폼클렌징</td></tr>
</table>

<table>
<tr><th colspan="2">4. 사용제품 및 피부 관리 경험</th></tr>
<tr><td>① 사용제품</td><td></td></tr>
<tr><td>② 피부관리 경험</td><td>□ Y □ N</td></tr>
</table>

5. 피부 진단 정보(문진, 견진, 촉진)				
① 피부 타입	□ 건성	□ 지성	□ 중성	□ 복합성
② 피지 분비	□ 많음	□ 보통	□ 적음	
③ 수분 상태	□ 건조	□ 적절	□ 충분	
④ 각질 상태	□ 유	□ 무		
⑤ 여드름	□ 유	□ 무		
• 여드름 종류	□ 블렉헤드	□ 화이트헤드	□ 구진성	□ 농포성
⑥ 피부 붉음	□ 심함	□ 적절	□ 없음	
⑦ 피부 색소	□ 유	□ 무		
• 피부 색소 종류	□ 기미 □ 기타 (	□ 주근깨	□ 검버섯)	□ 염증 후 색소
6. 관리 프로그램(관리 순서, 사용기기)				

7. 피부 상태

8. 홈케어 조언

9. 고객 소감

메디컬 스킨케어 실습 15

담당자 : ____________

1. 고객 정보		
① 고객이름		비고
② 고객연락처		
③ 생년월일		나이 :
④ 직업		
⑤ E-mail		
⑥ 주소		

2. 고객 생활 습관				
① 피부 알러지	□ Y □ N □ Y □ N	⑤ 수면 상태	취침 시간	________시
			숙면 여부	□ Y □ N
② 다이어트(Y/N)	□ Y □ N	⑥ 운동(Y/N)		□ Y □ N
③ 흡연(Y/N)	□ Y □ N	⑦ 건강상태(약복용)(Y/N)		□ Y □ N
④ 음주(Y/N)	□ Y □ N	⑧ 스트레스 강도		□ 상 □ 중 □ 하

3. 클렌징 습관	
세안제의 종류 (중복가능)	□ 클렌징 로션 □ 클렌징 크림 □ 클렌징 오일 □ 클렌징 워터 □ 폼클렌징

4. 사용제품 및 피부 관리 경험	
① 사용제품	
② 피부관리 경험	□ Y □ N

5. 피부 진단 정보(문진, 견진, 촉진)				
① 피부 타입	□ 건성	□ 지성	□ 중성	□ 복합성
② 피지 분비	□ 많음	□ 보통	□ 적음	
③ 수분 상태	□ 건조	□ 적절	□ 충분	
④ 각질 상태	□ 유	□ 무		
⑤ 여드름	□ 유	□ 무		
• 여드름 종류	□ 블렉헤드	□ 화이트헤드	□ 구진성	□ 농포성
⑥ 피부 붉음	□ 심함	□ 적절	□ 없음	
⑦ 피부 색소	□ 유	□ 무		
• 피부 색소 종류	□ 기미 □ 기타 (	□ 주근깨	□ 검버섯)	□ 염증 후 색소

6. 관리 프로그램(관리 순서, 사용기기)

7. 피부 상태
8. 홈케어 조언
9. 고객 소감

메디컬 스킨케어 실습 (작업장 평가)

담당자 : ___________

<table>
<tr><th colspan="3">1. 고객 정보</th></tr>
<tr><td>① 고객이름</td><td></td><td>비고</td></tr>
<tr><td>② 고객연락처</td><td></td><td></td></tr>
<tr><td>③ 생년월일</td><td></td><td>나이 :</td></tr>
<tr><td>④ 직업</td><td></td><td></td></tr>
<tr><td>⑤ E-mail</td><td></td><td></td></tr>
<tr><td>⑥ 주소</td><td></td><td></td></tr>
</table>

<table>
<tr><th colspan="5">2. 고객 생활 습관</th></tr>
<tr><td rowspan="2">① 피부 알러지</td><td rowspan="2">□ Y □ N
□ Y □ N</td><td rowspan="2">⑤ 수면 상태</td><td>취침 시간</td><td>________시</td></tr>
<tr><td>숙면 여부</td><td>□ Y □ N</td></tr>
<tr><td>② 다이어트(Y/N)</td><td>□ Y □ N</td><td colspan="2">⑥ 운동(Y/N)</td><td>□ Y □ N</td></tr>
<tr><td>③ 흡연(Y/N)</td><td>□ Y □ N</td><td colspan="2">⑦ 건강상태(약복용)(Y/N)</td><td>□ Y □ N</td></tr>
<tr><td>④ 음주(Y/N)</td><td>□ Y □ N</td><td colspan="2">⑧ 스트레스 강도</td><td>□ 상 □ 중 □ 하</td></tr>
</table>

<table>
<tr><th colspan="2">3. 클렌징 습관</th></tr>
<tr><td>세안제의 종류
(중복가능)</td><td>□ 클렌징 로션 □ 클렌징 크림 □ 클렌징 오일 □ 클렌징 워터
□ 폼클렌징</td></tr>
</table>

<table>
<tr><th colspan="2">4. 사용제품 및 피부 관리 경험</th></tr>
<tr><td>① 사용제품</td><td></td></tr>
<tr><td>② 피부관리 경험</td><td>□ Y □ N</td></tr>
</table>

5. 피부 진단 정보(문진, 견진, 촉진)				
① 피부 타입	□ 건성	□ 지성	□ 중성	□ 복합성
② 피지 분비	□ 많음	□ 보통	□ 적음	
③ 수분 상태	□ 건조	□ 적절	□ 충분	
④ 각질 상태	□ 유	□ 무		
⑤ 여드름	□ 유	□ 무		
• 여드름 종류	□ 블렉헤드	□ 화이트헤드	□ 구진성	□ 농포성
⑥ 피부 붉음	□ 심함	□ 적절	□ 없음	
⑦ 피부 색소	□ 유	□ 무		
• 피부 색소 종류	□ 기미 □ 기타 (	□ 주근깨	□ 검버섯)	□ 염증 후 색소

6. 관리 프로그램(관리 순서, 사용기기)

7. 피부 상태

8. 홈케어 조언

9. 고객 소감

메디컬 스킨케어 실습 (작업장 평가)

담당자 : ____________

1. 고객 정보		
① 고객이름		비고
② 고객연락처		
③ 생년월일		나이 :
④ 직업		
⑤ E-mail		
⑥ 주소		

2. 고객 생활 습관				
① 피부 알러지	□ Y □ N □ Y □ N	⑤ 수면 상태	취침 시간	________시
			숙면 여부	□ Y □ N
② 다이어트(Y/N)	□ Y □ N	⑥ 운동(Y/N)		□ Y □ N
③ 흡연(Y/N)	□ Y □ N	⑦ 건강상태(약복용)(Y/N)		□ Y □ N
④ 음주(Y/N)	□ Y □ N	⑧ 스트레스 강도		□ 상 □ 중 □ 하

3. 클렌징 습관	
세안제의 종류 (중복가능)	□ 클렌징 로션 □ 클렌징 크림 □ 클렌징 오일 □ 클렌징 워터 □ 폼클렌징

4. 사용제품 및 피부 관리 경험	
① 사용제품	
② 피부관리 경험	□ Y □ N

5. 피부 진단 정보(문진, 견진, 촉진)				
① 피부 타입	□ 건성	□ 지성	□ 중성	□ 복합성
② 피지 분비	□ 많음	□ 보통	□ 적음	
③ 수분 상태	□ 건조	□ 적절	□ 충분	
④ 각질 상태	□ 유	□ 무		
⑤ 여드름	□ 유	□ 무		
• 여드름 종류	□ 블렉헤드	□ 화이트헤드	□ 구진성	□ 농포성
⑥ 피부 붉음	□ 심함	□ 적절	□ 없음	
⑦ 피부 색소	□ 유	□ 무		
• 피부 색소 종류	□ 기미 □ 기타 (	□ 주근깨	□ 검버섯)	□ 염증 후 색소

6. 관리 프로그램(관리 순서, 사용기기)

7. 피부 상태
8. 홈케어 조언
9. 고객 소감

메디컬 스킨케어 실습 (작업장 평가)

담당자 : ___________

<table>
<tr><th colspan="3">1. 고객 정보</th></tr>
<tr><td>① 고객이름</td><td></td><td>비고</td></tr>
<tr><td>② 고객연락처</td><td></td><td></td></tr>
<tr><td>③ 생년월일</td><td></td><td>나이 :</td></tr>
<tr><td>④ 직업</td><td></td><td></td></tr>
<tr><td>⑤ E-mail</td><td></td><td></td></tr>
<tr><td>⑥ 주소</td><td></td><td></td></tr>
</table>

<table>
<tr><th colspan="5">2. 고객 생활 습관</th></tr>
<tr><td rowspan="2">① 피부 알러지</td><td rowspan="2">□ Y □ N
□ Y □ N</td><td rowspan="2">⑤ 수년 상태</td><td>취침 시간</td><td>__________시</td></tr>
<tr><td>숙면 여부</td><td>□ Y □ N</td></tr>
<tr><td>② 다이어트(Y/N)</td><td>□ Y □ N</td><td colspan="2">⑥ 운동(Y/N)</td><td>□ Y □ N</td></tr>
<tr><td>③ 흡연(Y/N)</td><td>□ Y □ N</td><td colspan="2">⑦ 건강상태(약복용)(Y/N)</td><td>□ Y □ N</td></tr>
<tr><td>④ 음주(Y/N)</td><td>□ Y □ N</td><td colspan="2">⑧ 스트레스 강도</td><td>□ 상 □ 중 □ 하</td></tr>
</table>

<table>
<tr><th colspan="2">3. 클렌징 습관</th></tr>
<tr><td>세안제의 종류
(중복가능)</td><td>□ 클렌징 로션 □ 클렌징 크림 □ 클렌징 오일 □ 클렌징 워터
□ 폼클렌징</td></tr>
</table>

<table>
<tr><th colspan="2">4. 사용제품 및 피부 관리 경험</th></tr>
<tr><td>① 사용제품</td><td></td></tr>
<tr><td>② 피부관리 경험</td><td>□ Y □ N</td></tr>
</table>

5. 피부 진단 정보(문진, 견진, 촉진)				
① 피부 타입	□ 건성	□ 지성	□ 중성	□ 복합성
② 피지 분비	□ 많음	□ 보통	□ 적음	
③ 수분 상태	□ 건조	□ 적절	□ 충분	
④ 각질 상태	□ 유	□ 무		
⑤ 여드름	□ 유	□ 무		
• 여드름 종류	□ 블렉헤드	□ 화이트헤드	□ 구진성	□ 농포성
⑥ 피부 붉음	□ 심함	□ 적절	□ 없음	
⑦ 피부 색소	□ 유	□ 무		
• 피부 색소 종류	□ 기미 □ 기타 (	□ 주근깨	□ 검버섯)	□ 염증 후 색소

6. 관리 프로그램(관리 순서, 사용기기)

7. 피부 상태

8. 홈케어 조언

9. 고객 소감

참고 문헌

- 김봉인 외, "메디컬 에스테틱", (주)지구문화, 2021.
- 김현옥 외, "메디컬 스킨케어", 훈민사, 2007.
- 표영희 외, "메디컬 스킨케어", 파워북, 2011.
- 클럽라미체의원(http://www.lamiche.co.kr/)
- DMS® international, "medical skin care", 사내교육자료
- theraderm®, 사내교육자료

Medical Skincare Study Guide Book for Clinic

메디컬 스킨케어 임상 실습
스터디 가이드 북

2023년 8월 17일 초판 인쇄
2023년 8월 22일 초판 발행

지은이 • 배근혜 · 강수림 · 김미옥 · 김영희 · 김영주
김윤정 · 김혜주 · 문지선 · 박경선 · 배혜경
송태임 · 신수정 · 윤미영 · 이계영

발행인 • 주병오 · 주민기

발행처 • 메디시인

주　소 • 경기도 파주시 회동길 209
파주출판문화정보산업단지
영업부 • 031-955-7566 · 7577
편집부 • 031-955-7731
F A X • 031-955-7730
홈페이지 • www.ji-gu.co.kr
전자우편 • jigupub@hanmail.net
등록번호 • 2005년 2월 16일
제 406-2005-000045호

ISBN 979-11-90839-94-5 　가격 : 20,000원

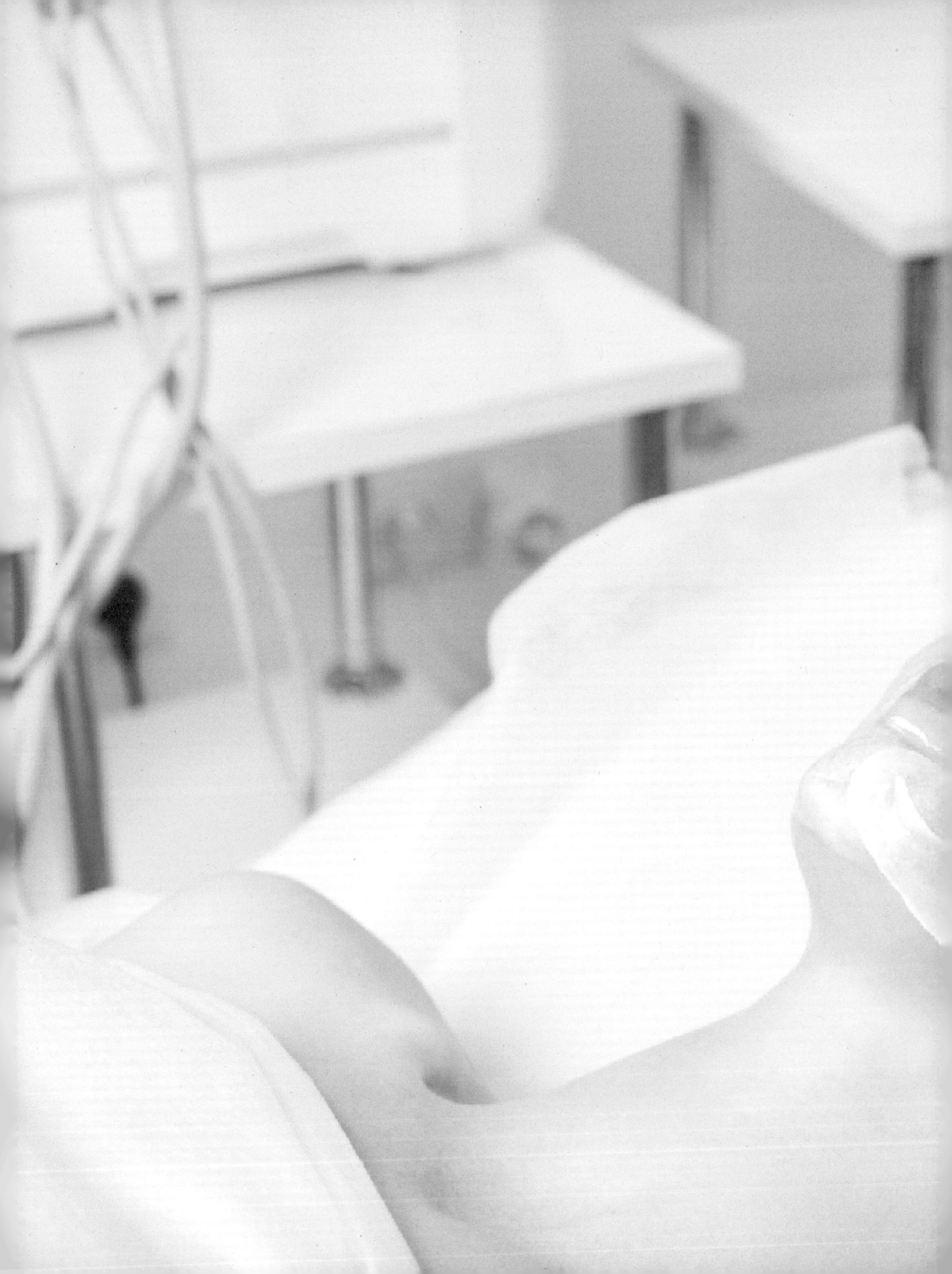

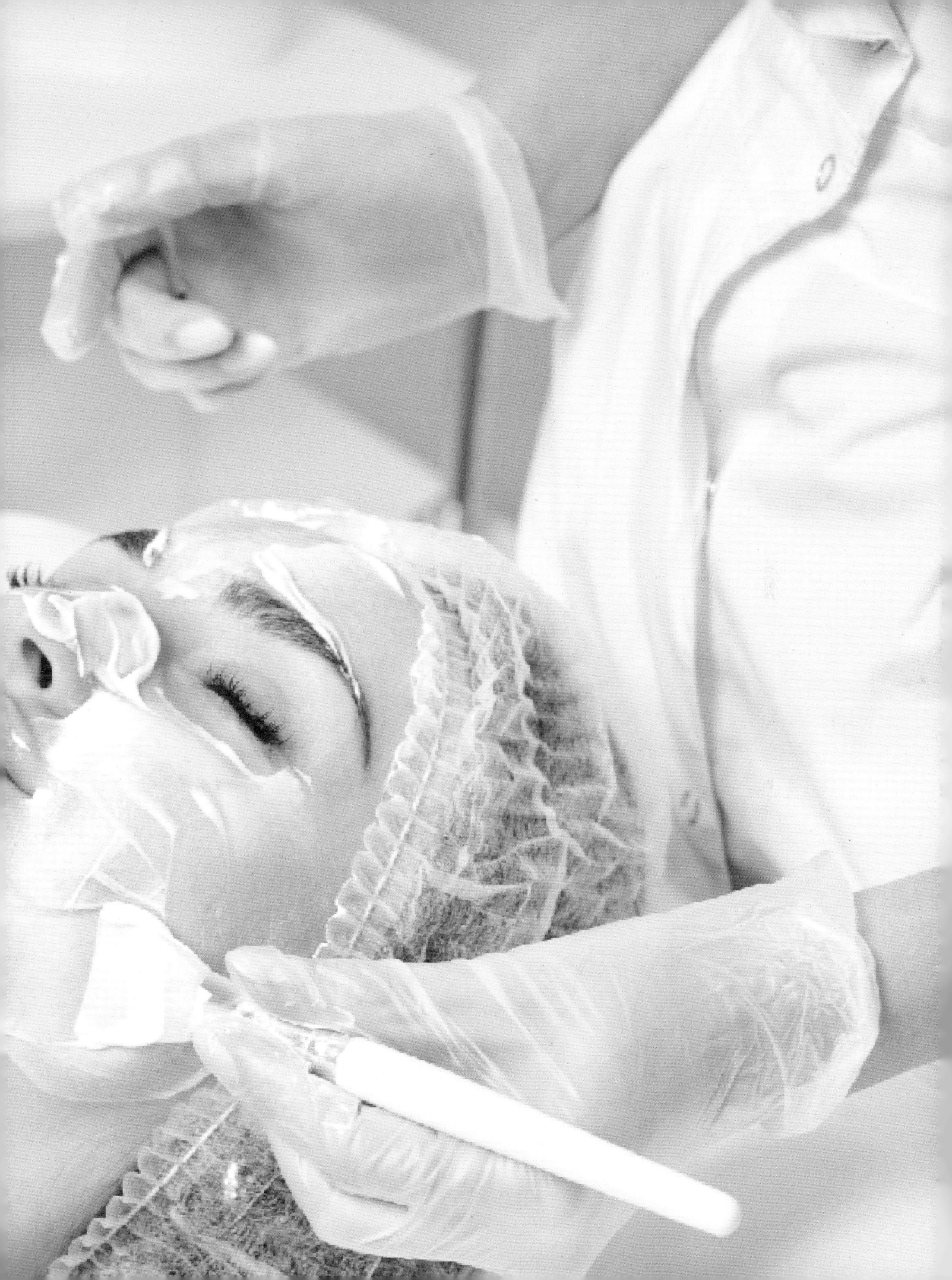